Heinrich Schipperges

Heilende Edelsteine bei Hildegard von Bingen

Heinrich Schipperges

Heilende Edelsteine bei Hildegard von Bingen

AIRA

MIX
Papier aus verantwortungsvollen Quellen
FSC® C106847
FSC
www.fsc.org

Neuausgabe 2013
Bisheriger Titel: Geheimnisvoller Edelstein

www.herder.de

www.aira-verlag.de

Umschlagkonzeption und -gestaltung: Verlag AIRA
Umschlagmotiv: Hildegard von Bingen. Miniatur aus Liber Scivias
Herstellung: fgb • freiburger graphische betriebe
www.fgb.de
Printed in Germany

ISBN 978-3-95474-014-7

Vorwort

❖

Edelsteine spielen im Schrifttum der Hildegard von Bingen (1098 bis 1179) eine überraschend weitgespannte und vielschichtige Rolle. Sie treten uns als Symbole für alles Schöne an der Welt und alles Gute im Menschen vor Augen, für alles, was dem Heil des ganzen Menschen dient, zu seiner Heilung wie zu seinem Heil.

Edelsteine als Symbol der Heilkraft erscheinen vor allem an den zentralen Schnittstellen der Heilsgeschichte: im Urstand der Schöpfung, bei der Menschwerdung des Gottessohnes wie auch in der Verklärung des Kosmos am Ende der Zeiten.

In diesem Sinne hat denn auch der Titel „Heilende Edelsteine bei Hildegard von Bingen" seine Berechtigung; es sollte dabei weder ein Aufriß mysteriöser Spekulationen vermutet noch eine Darstellung magischer Praktiken erwartet werde.

Der Verfasser

Inhalt

❖

Einstimmung

❖

Alles, was nur schön sein mag in dieser Welt, öffnet uns verborgene Pforten zur Wirklichkeit; es wird etwas heller in unseren oft so dunklen Tagen. Wir haben einen Schlüssel gefunden, der uns Tore zu öffnen vermag in eine geheimnisvolle Wirklichkeit. Alles Sichtbare ist Spur und Zeichen des Unsichtbaren. Das Übernatürliche bricht ständig ein in den Alltag. Der Gläubige ist überzeugt: Das Schöne in der Welt ist wie nichts anderes Ausdruck und Abglanz von Gottes Herrlichkeit. Gott schenkt uns das schöne Licht, und Er beansprucht mit all Seinem Glanz die erleuchteten Wesen.

Und so kann denn auch Hildegard von Bingen in ihrem „Liber Vitae Meritorum" (Buch III, Kapitel 26) begeistert bekennen: „Mit Glanz und Schönheit hat Gott das All geschmückt. Er hat es ausgefüllt mit dem Reichtum der Geschöpfe, dem Menschen zu Diensten." Unerschöpflich erscheint uns dieser Reichtum, schreibt die heilige Hildegard: Alles ist geschmückt mit Schönheit und Glanz, und dies alles soll nun mit seiner heilsamen Kraft dem Menschen zur Verfügung stehen.

Bei dem Versuch aber, alles Schöne auf der Welt in ein leibhaftiges Bild zu fassen, bietet uns Hildegard von Bingen ein Exempel an, an dem sich alles Schöne in der Natur und alles Heilsame in der Geschichte enthüllen läßt: Es ist der Edelstein.

Die Kulturgeschichte bietet uns Zeugnisse vom Zauber der Edelsteine und ihrer heilsamen Kräfte in Hülle und Fülle. „Träume der Ewigkeit" hat man sie genannt, die aufschimmern in felsigem Gestein. Entrissen dem Urgestein, umweht vom Hauch der Zeitlosigkeit, geboren im uralten feurigen Herzen der Erde, geben sie uns gleichsam „ein Stück Ewigkeit" an die Hand. In ihrem Weltglanz, ihrem Farbenspiel, ihrer Transparenz öffnen sie uns ein „Tor zur Ewigkeit" selber.

Hier gilt es, den Ort solch unscheinbarer Dinge, wie es die Steine doch sind, in der Ordnung der großen Welt wiederzufinden, den unerschöpflichen Reichtum an Bildern zu deuten, wie sie nun einmal verbunden sind mit dem edlen Gestein, lesen zu lernen im Buch der Natur, wo man Gott hören, sehen, ertasten und vernehmen kann in abertausend Zeichen. Sind all diese Bilder doch – für den, der Augen hat, zu „sehen" – gleichsam Fenster zur Gottheit, in deren Glanz wir schauen wie in einem Spiegel (quasi per speculum). Generationen um Generationen haben sich denn auch bemüht, die in der Steinwelt manifestierten Schöpfungsgedanken Gottes aufzuspüren und lesbar zu machen.

Vieles mag uns dabei als Allegorie erscheinen und ist sicherlich auch ein „Anders-Sein" als wir gewohnt sind und auch ein „Anderes-Sagen". Mehr noch berührt uns jedoch ein Unsagbares, das wir nur im Symbol wahrnehmen, Inbild einer Gestalt und damit auch Chiffre, mit der wir uns – wie Hildegard sagt – nur im Austausch verständigen.

Wer aber war Hildegard?

Hildegardis wurde im Jahre 1098 auf dem Gut Bermersheim bei Alzey geboren, und sie starb am 17. September 1179 – hochbetagt und weltberühmt – in ihrem Kloster auf dem Rupertsberg bei Bingen. In jungen Jahren schon wurde sie von Benediktinerinnen auf dem Disibodenberg im Nahetal ausgebildet, um im Jahre 1136 selbst zur „magistra" einer rasch anwachsenden Klostergemeinde zu werden. Zwischen 1147 und 1152 gründete sie ein eigenes Kloster auf dem Rupertsberg bei Bingen sowie 1165 ein Filialkloster in Eibingen oberhalb Rüdesheim. Seit frühester Jugend mit außergewöhnlichen intuitiven Talenten begabt, begann sie in reiferen Jahren ihre „Schau" (visio) niederzuschreiben und – mit Unterstützung höchster kirchlicher Würdenträger und durch Vermittlung des Abtes Bernhard von Clairvaux – zu veröffentlichen.

So entstanden die drei großen Visionsschriften der Seherin Hildegardis. Zehn Jahre schrieb sie am „Liber Scivias", einer Glaubenslehre, die Kosmologie und Anthropologie mit der Theologie aufs innigste verknüpft. Zwischen 1158 und 1163 entstand der „Liber Vitae Meritorium", eine Sittenlehre mit dramatischen Wechselgesprächen der Laster mit den Tugenden. Als ihr reifstes Hauptwerk gilt der „Liber Divinorum Operum", das „Buch der Werke Gottes", das uns Ursprung, Mittelpunkt und Zielpunkte der Heilsgeschichte aufweist.

Zwischen 1150 und 1160 entstanden – deutlich abgegrenzt gegen das visionäre Schrifttum – die naturkundlichen und medizinischen Schriften, die unter den Titeln „Causae et Curae" und „Physica" – darin enthalten auch das „Buch über die Steine" – in späteren Handschriften erhalten sind. Bei diesen Naturschriften handelt es sich offensichtlich um Kompilationen aus spätantiker Überlieferung, benediktinischer Tradition und volkskundlichen Erfahrungen. Hildegard versucht darin die antike Kosmologie und Säftelehre mit der christlichen Schöpfungs- und Erlösungslehre zu verbinden. Der jetzige Notstand des Menschen (destitutio) wird dabei als Verfehlung des heilen Urstandes (constitutio) aufgefaßt, wobei durchgehend auf den im Heilsdrama der Geschichte zu erwartende Endstand (restitutio) hingewiesen wird.

Aber nicht nur durch ihre vielseitige literarische Tätigkeit erregte Hildegard bei ihren Zeitgenossen Aufsehen, sondern auch durch ihre politischen Aktivitäten. Eine erste Missionsreise mit öffentlichen Predigten führte sie – die ihre Zeitgenossen bereits als „phrophetissa teutonica" bezeichneten – zwischen 1158 und 1161 nach Mainz, Würzburg und Bamberg, eine zweite über Trier nach Lothringen, eine dritte (1163) über Siegburg und Köln ins Ruhrgebiet. Im Jahre 1170 bricht die inzwischen hochbetagte Äbtissin abermals zu einer Predigtfahrt auf, die sie über Maulbronn und Hirsau nach Zwiefalten führt.

Vielgeachtet und weitbedacht wurde auch ihr umfangreicher Briefwechsel, den sie mit den Großen in

Reich und Kirche führte und der ein wahrhaft europäisches Format annahm. Auch hier beklagt sie die Mängel der politischen Verhältnisse und fordert eine Reform des geistlichen Standes.

In engster Verbindung mit diesen für eine Frau des Mittelalters außergewöhnlichen Aktivitäten stehen die verwaltungstechnischen und klosterpolitischen Leistungen der Äbtissin Hildegard. Dem Kloster Rupertsberg verschaffte sie einen eigenen Schutzbrief durch Kaiser Friedrich Barbarossa. Weithin bekannt wurde ihr Kloster auch durch seine moderne Bauweise mit durchdachten hygienischen Anlagen und fließendem Wasser in allen Arbeitsräumen.

Berühmt wurde Hildegard schließlich nicht zuletzt durch ihren Liederzyklus mit eigenen Kompositionen, den sie uns unter dem Titel „Symphonia" hinterlassen hat. Der Chronist ihrer „Vita" weiß zu berichten, daß alle Kranken von ihr „Ratschläge für ihre körperlichen Gebrechen" erhielten und daß sie in allem eine „gesunde Lehre" an den Tag legte.

Und so begegnet uns Hildegard von Bingen als außergewöhnliche, hochgebildete Persönlichkeit, die die Theologie ihrer Zeit ebenso beherrscht wie die zeitgenössische Philosophie, die der Naturkunde ebenso kundig ist wie der Heilkunde und in allem besorgt bleibt um das Heil der Seele wie des Leibes.

Hildegards vielschichtiges Schrifttum ist aber auch voll von der Symbolkraft der Edelsteine. Ob wir in „Wisse die Wege" lesen oder in „Mensch und Welt" oder gar in „Der Mensch in der Verantwortung" – überall begegnen wir dem Adel dieser Gesteine. Wir sehen sie im Urstand der Schöpfung – gleichsam als „Vorspiel im Himmel" –; wir treffen zwölf Edelsteine im Brustschild des Hohepriesters, bei den zwölf Aposteln, als zwölf Bausteine im Himmlischen Jerusalem. In all diesen dramatischen Dimensionen der Heilsgeschichte weiß Hildegard Edelsteine zu finden und zu fassen; so vertraut ist sie mit ihnen geworden. Im schlichten Edelstein bietet uns Hildegard von Bingen das Herzstück ihrer durch und durch christlichen Ästhetik. Als Glanz aus Gottes Geheimnis erscheint er im Reigen der Tugenden wie im Walten der Elemente – und er krönt den verklärten Kosmos.

❖

Nicht von ungefähr wurde auch Hildegard selbst von Bittstellern angesprochen als „margarita praeclara", als überaus leuchtender Edelstein. Und sie selber betet für eine ihrer Mitschwestern in Not: „Gott möge dich behüten, auf daß aufstrahle in dir der Tag und alles Nächtliche von dir weiche, auf daß du werdest in deinen Tugenden wie ein Edelstein (gemma in virtutibus). Und so wirst du leben in Ewigkeit." (P 555) So formuliert sie in einem Schreiben an die Äbtissin Adelheid von Gandersheim.

Und es ist angesichts ihrer vielfältigen Verdienste nicht weiter verwunderlich, daß auch Hildegard persönlich, die „prophetissa teutonica", bereits von ihren Zeitgenossen gepriesen wurde als „der Binger Edelstein".

Präludium
Edelsteine im Urstand

❖

Der Edelstein ist für Hildegard von Bingen leuchtendes Sinnbild für Natur und Geschichte des Menschen: Symbol für den Urstand, für unser Schicksal wie auch für die endgültige Bestimmung des Menschen. Im Ursprung der Schöpfung tritt der erste Engel in Erscheinung: „ein großer Stern aus der Gottheit, in lichtem Glanz und strahlender Schöne". Alle Schönheit seiner geschaffenen Werke zeichnete Gott in den ersten Engel, und er schmückte ihn mit Sternen und der Schönheit der grünenden Lebensfrische (pulchritudo viriditatis) und mit jeder Art von Edelsteinen –, „und Er nannte ihn Luzifer" (LDO IV, 12).

„Das ist Luzifer, der lichttragende Engel", beschreibt Hildegard ihn in „Wisse die Wege": „Im Schmucke blitzender Herrlichkeit und im Gewande lichter Schönheit trat er ins Dasein, und mit ihm sprühten alle die Funken auf, die seine Heerschar bilden. Strahlend schimmerten sie auf wie Blitzesleuchten" (Sc III, 1). Als Perle der Schöpfung wurde Luzifer geschaffen, als der Prototyp aller Schönheiten dieser Welt. „In ihm erstrahlte die Zierde des Universums wie ein Geschmeide aus Edelsteinen" (LDO V, 14). Und so vermochte denn auch dieser edle Stein am reinsten und stärksten den Glanz des göttlichen

Lichtes auszustrahlen. „Hatte Gott doch das Antlitz des ersten Engels wie eine besonders erlesene und blitzende Leuchte gestaltet“ (PL 369 C).

Noch einmal erscheint das Bild von der „Leuchte“, wenn Hildegard beschreibt, wie Gott bei all seinem schöpferischen Wesen und Walten doch das „eine volle Leben“ bleibt: „Gott ist ja ein Einziger, rein durch sich selbst und ganz in sich selber. Gott war es, der Geister in großer Herrlichkeit erschuf. Ihnen setzte Er einen mächtigen Fürsten vor, auf den sie alle blickten, so wie ein Leuchter angeschaut wird, auf dem eine brennende Flamme lodert.“ (LDO V, 14) Auf diese Weise war Luzifer mit all seinen Schmuckstücken wie ein Spiegel geschaffen worden. Aber er wollte nicht nur Spiegel und Leuchter sein, sondern „selber das Licht und die Quelle des Lichtes“ (LVM VI, 15).

Immer wieder kommt Hildegard auf diesen so wesenhaften ersten Akt der Schöpfungsgeschichte zu sprechen. Gott hatte diesen Engel so hellglänzend gestaltet, auf daß er die Geheimnisse der Gottheit widerspiegele (LDO I, 8). Darum hatte er ihn geschmückt mit den herrlichen Edelsteinen. „Und Luzifer sah sie glänzen im Spiegel der Gottheit und empfing von daher all sein Wissen. – Da aber überhob sich sein Geist, zumal der Adel der Steine, der an ihm glänzte, nur widerstrahlte aus Gott. Er aber wähnte, er könne eben so viel und noch mehr. Und so kam sein Glanz zum Erlöschen.“

Darin aber ist die volle Dramatik der Heilsgeschichte schon vorgezeichnet. „Gott schuf zwar den ersten Engel mit schönstem Schmuck. Doch als dieser sich selber erblickte, wurde sein Herz mit

Haß auf seinen Herrn ergriffen. Selber wollte er nun Herr sein. Gott aber verstieß ihn in den Abgrund des Sumpfes." (LDO I, 13) Damit bahnt sich bereits die kosmische Katastrophe an, der Bruch der so schönen Schöpfung, der Aufstand all der Dinge da draußen. Repräsentant dieser schönen Schöpfung sollte er sein, Luzifer, der Lichtträger der Herrlichkeit Gottes. In seinem Hochmut jedoch strebte dieser Lichtengel ins Leere (vacuum) und wurde zunichte (PL 1067 D: da vita cecidit et aruit). Davon weiß auch Hildegards „Heilkunde" zu berichten, wo es heißt: „Luzifer aber war nicht heil und ganz, sondern im Zwiespalt zersplittert, da er sein wollte, was er nicht sein sollte." (CC 2,8) Der Engel verlor seinen Glanz, weil er aus sich selber heraus schön zu sein gedachte (LDO I, 13).

Und schon beginnt gleichsam der zweite Akt des Vorspiels im Himmel: Luzifer „zerstörte in sich die innere Schönheit, deren Erkenntnis ihn zum Guten hätte dienen sollen". So hatten wir gehört. Und weiter: Das klare strahlende Licht aber kehrte zu Gott zurück. „Er barg es in Seinem Geheimnisse, denn diese strahlende Herrlichkeit, sie sollte nicht ins Leere gehen." Und damit das Licht nicht leer auslaufen sollte, hüllte Gott es „in die niedrige Erdennatur, auf daß nun nicht auch der Mensch noch sich aufwerfe zu einem zweiten Gott" (Sc III, 1).

Es ist aber noch nicht zu Ende, das „Vorspiel im Himmel"; denn schon beginnt der dritte Akt in diesem Heilsdrama. An Luzifers Stelle nämlich tritt nun der Mensch als das Zierstück des Weltalls. „Ihm schenkte Gott die Stelle und den Adel des verlorenen Engels." (LDO I, 10) Ihn, den Menschen, setzte Gott auf die Erde als das schönste aller edlen Gesteine, als „elegantissimum lapidem". In seinem Glanz sollten alle Geschöpfe sich spiegeln. Ist der Mensch doch ein Inbegriff der gesamten Natur, ein Spiegel des Universums (LVM I, 83). Gott wollte Schönheit und Glanz nicht für sich alleine haben: „Er wollte Seine Herrlichkeit weiterschenken an Seine Geschöpfe, auf daß diese sich mit Ihm erfreuten."

Auf diese Weise ziert der Mensch seine natürlichen Wirkkräfte (priores virtutes) gewissermaßen wie mit edlem Geschmeide (quasi preciosis lapidibus) und gibt sie um so schöner (elegantiores) wieder zurück (LDO IV, 60). Die ganze Welt ist gleichsam gestimmt und durchtönt von diesem Zurückleuchten des Glanzes, diesem Reflektieren und Respektieren, einer geradezu erotisch stimulierten Bewegtheit in der Antworthaltung auf den einleuchtenden Anspruch.

Und so tritt die Welt nun auch vor uns in Erscheinung: als Kosmos, „elegantissima ordinatio", sagt Hildegard, als Ordnung im Glanze der Schönheit, „die ewige Zier", wie Goethe „kosmos" übersetzt hat. Und mitten in diesen Weltgarten setzte Gott nun den Menschen als „die kleine Welt", als den edelsten aller edlen Steine (lapis elegantissimus), als die Krönung des Schöpfungswerkes. Und wenn wir hören, daß Gott am siebenten Tage alle Werke vollendete, dann tat er es so, „wie ein Künstler seinem Werke, das er vollenden will, kostbare Edelsteine einfügt, da alle guten Werke im Menschen, der in der Gnade des Heiligen Geistes am Werke ist, vollkommen geschmückt werden" (LDO V, 49).

Mit diesen Werken des Heiligen Geistes aber ist bereits ein deutlicher Hinweis auf den letzten Akt des Heilsdramas gegeben, auf die Vollendung der Zeiten in der Verklärung des Kosmos. Zwischen diesen beiden Polen des Dramas nun liegt unsere Welt: die Geschichte des Menschen und sein Schicksal. Einen Kompaß aber durch diese Heilsgeschichte liefert uns wiederum der Edelstein. Ein erstaunlicher Gedankengang, den wir aber einfach aufnehmen und begleiten sollten, wollen wir die Symbolkraft der Edelsteine begreifen!

Erstes Kapitel
Die Natur der Steine

❖

1. Herkommen und Vorkommen

Nach diesem kleinen „Vorspiel im Himmel“ wäre es nun an der Zeit, auf die Sache selber zu kommen und zunächst einmal von der Natur der Steine zu reden. Denn so kunstvoll sie auch immer bearbeitet werden mögen, Steine sind zunächst einmal ein Produkt der allgegenwärtigen Mutter Natur. Edelsteine bestehen – wie auch die Sterne – aus ganz gewöhnlichen Grundstoffen; alles Elementare ist ja im Grunde ganz gewöhnlich und uns von daher auch so verwandt und vertraut.

Edelsteine sind Minerale, die aus den Grundstoffen Kohlenstoff, Tonerde, Kieselsäure, Kalk und Magnesium bestehen. Sie begegnen uns im hohen Mittelalter als „edel stein“ oder auch als „adlig gestein“; sie treten sehr selten auf, sind farbenprächtig und voller Wirkung, so etwa der Magnet, der Nephrit oder die Koralle. Zu den Edelsteinen zählte man im Mittelalter aber auch „Halbedelsteine“ wie Bernstein, die Perlen (margaritae), aber auch Elfenbein und die berühmten Gemmen (gemmae = Knospen).

Das Wort Mineral leitet sich ab von „mina“, was „Höhle“ oder „unterirdischer Gang“ bedeutet. In solchen unterirdischen Höhlen erscheinen die Minerale als anorganische, chemisch einheitlich definierbare Substanzen, deren Atome, Ionen und Moleküle in bestimmten Raumgittern angeordnet sind. Sind sie dazu noch kristallisierbar, durchscheinend und enorm hart, so nennt man solche Minerale Edelsteine.

Nach der alten Elementenlehre der griechischen Naturphilosophie mischen sich bei der Entstehung der Edelsteine Trockenheit oder Feuchte der Steine mit Wärme und Kälte, vermischen sich auch mit allen Qualitäten und Kräften und dann auch den Temperamenten, mit allen seelischen und geistigen Funktionen des Menschen. Aber welche Faszination geht denn von solchen Elementen aus, und wie sehr kann man in ihren Bann geraten!

Ich kann in diesem kleinen geographischen Exkurs natürlich nicht eingehen auf die Entstehungsgeschichte der Edelsteine, so interessant dies auch wäre: wie etwa aus größerer Erdtiefe sich durch dramatische Umformung aus Sedimentgesteinen eine Eruptivschicht bildet, aus der es dann zum Gären kommt. So entstehen ja auch die Gebirge und werden wieder abgetragen. Ganze Kontinente zerbrechen und gleiten auf der plastischen Masse des Erdmantels dahin und geraten aneinander und treiben auseinander und das immer wieder von neuem. Bis auf den heutigen Tag wird so die Erdkruste gleichsam zerhackt und durchpflügt. Im Falle der Edelsteine sind es die Schmelzflüsse, reich durchtränkt mit Gasen und seltenen Elementen, die in die Spalten der Erdkruste eingepreßt wurden und bei Abkühlung erstarrt sind zu grobkörnigem Ganggestein. All das hat

Jahrmillionen gedauert: Wind und Wasser und Feuer waren die Paten dieser dramatischen Geburt der edlen Gesteine, jeweils auf ihre Art.

So sind Rubin und Saphir als Kontaktmineralien im Granitkontakt mit Kalksteinen entstanden. Der Smaragd ist ein Kontaktmineral aus Kalkschiefern aus dem Bereich besonderer Eruptivgesteine. Bei all diesen Bildungen von Edelsteinen handelt es sich demnach um eine besondere Kristallisation aus Schmelzflüssen oder aus Lösungen. Durch Verwitterung werden nach und nach die Gesteinsmassen an der Erdoberfläche aufgelockert. Sie werden umgewandelt in loses Geröll. Aus dem Verwitterungsschutt können dann die Edelsteine durch spezifisches Auswaschen gewonnen werden. Was aber ihren besonderen Wert ausmacht, das ist ihre Schönheit, ihre Härte und ihre Seltenheit – Eigenschaften, die uns immer wieder von neuem faszinieren.

Ebenso fasziniert ist auch die Seherin Hildegard, wenn sie in „Wisse die Wege" so feierlich schreibt: „Im Stein erkenne der Mensch Gott als den unwandelbar Ganzen und Wahren. Denn wie der Stein sich nicht erweichen läßt, so ist Gott unveränderlich, und wie Stahl durchdringt Sein alldurchschauendes Auge jegliches Sein unabhängig von aller Veränderung der Zeiten." (Sc III, 1) Und wie nach Hildegard alle Wirklichkeiten dieser Welt trinitarisch gestimmt sind, so sieht sie auch im Stein drei Vermögen walten: „Drei Kräfte sind auch im Stein, drei in der Flamme, drei sind im Wort. Im Steine west feuchtes Lebensgrün, tastbare Geschlossenheit und funkelndes Feuer." (Sc II, 2)

Die Entstehung der Edelsteine freilich erklärt auch Hildegard gemäß dem Stand des damaligen Wissens ganz naturalistisch: Die Steine entstehen aus den Elementen Feuer und Wasser, indem sie aufschäumen und dann ausdörren. Aus der Kraft der Sonne sollen sie ihr Wachstum erhalten, nämlich Feuer und Feuchtigkeit, die elementaren Vermögen ihrer mineralischen Struktur. Über verschiedene Phasen der Erwärmung und Erstarrung bekommen sie ihre Farbe und ihre Nutzkraft (PL 1248 D: multas vires et multos effectus operum).

Nach der Naturlehre des Aristoteles wollte auch die mittelalterliche Edelsteinkunde insgesamt nur von vier Elementen wissen: Der Rubin stellt das Feuer vor, der Smaragd die Erde, der Saphir das Wasser und der Diamant die Luft. Die Entstehung der Edelsteine ist aber nicht nur abhängig von diesen Elementen und den mit ihnen verbundenen Qualitäten, sondern – nach Hildegard – auch von den Jahreszeiten und Tagesstunden sowie von der jeweiligen Region. So entstehen die Edelsteine ihrer Meinung nach vor allem im Osten „und in jenen Gegenden, in denen sehr große Sonnenglut herrscht" (PL 1247 C).

Vom Vorkommen der Edelsteine

Ebenso sorgfältig wie das Herkommen – die Entstehung der Edelsteine – wird auch ihr Vorkommen beachtet: im Inneren der Erde oder in Regionen des Wassers, bei Tages- wie Jahreszeiten oder auch bei jeweiligem Wetter. Das ideale Vorkommen ist nach

Hildegard im Osten zu suchen. Dort findet man Berge, heiß wie Feuer, an denen das Wasser der Flüsse aufschäumt und der Schaum zu Stein wird. Eine neue Flut spült dann die Edelsteine davon (PL 1247 C). Hier finden sich – wie in der älteren Tradition – Anklänge an die vier Paradiesesflüsse, die im Osten beheimatet sind.

Was die Nutzkraft der Steine angeht, so wird in Hildegards „Steinbuch" sehr sorgfältig differenziert. Nur bestimmte Steine sind nutzbringend zu verwenden (opera bona et honesta); bei anderen erlaubt Gott, daß auch Mißbrauch damit getrieben wird (als Lockmittel zu Unzucht oder Totschlag). „Die Natur der Edelsteine" – so lesen wir in der „Praefatio" zur „Physica" – „fühlt sich angezogen von allem sittlich Guten und Nützlichen und abgestoßen von menschlicher Verworfenheit und Bosheit, so wie die Tugenden die Laster verwerfen und die Laster nicht mit den Tugenden zusammen wirken können". Unterschieden werden weiterhin die echten Edelsteine von den Perlen (berlin), die in tierischen Schalen, den Muscheln, entstehen und vorkommen.

An dieser Stelle aber sollte darauf hingewiesen werden, daß wir mit dem „Buch von den Steinen" der heiligen Hildegard, enthalten in ihrer Naturschrift „Physica", eine bloße Zusammenstellung verschiedenster Texte aus mittelalterlichen Volksbüchern wie auch aus Hildegards eigenen Erfahrungen vor Augen haben, die uns zudem erst aus späteren Handschriften überliefert sind und mannigfache Überarbeitungen, Auslassungen oder auch Zusätze erkennen lassen. Sie sollten also in keiner Weise mit den

Visions-Schriften gleichgestellt werden, wie dies heute in der sogenannten „Hildegard-Medizin" vielfach geschieht.

Mitten in der naturalistischen Betrachtung kommt aber auch Hildegard wieder auf das „Vorspiel im Himmel" zu sprechen: auf den ursprünglichen Schmuck der Steine und seinen Verlust, wenn sie zu bedenken gibt: „Gott hat den ersten Engel gleichsam mit edlem Gestein geadelt. Diesen Schmuck nun sah er im Spiegel der Gottheit erstrahlen, aus ihm nahm er alle seine Weisheit, und er erkannte, daß Gott große Wundertaten vorhatte. Aber sein Geist wurde hochfahrig. Während doch der Glanz der Steine in ihm nur aus Gott sein Licht nahm, wähnte er, dasselbe und mehr noch als Gott zu können. Und so wurde sein Glänzen zum Erlöschen gebracht." (PL 1249 A)

Auf diesen „Stein im Urstand" geht bereits der Prophet Ezechiel ein, wenn er Gott zum König von Tyrus sprechen läßt: „Du warst ein Muster der Vollendung, voll der Weisheit und vollendet schön. In Eden, dem Gottesgarten, warst du, Edelsteine aller Art bedeckten dich: Karneol, Topas, Jaspis, Chrysolith, Onyx, Beryll, Saphir, Karfunkel, Smaragd. Von Gold gearbeitet waren deine Tamburine und deine Flöten." (Ez 28, 12–13) Wie bei Hildegard – einer vorzüglichen Kennerin gerade des Alten Testaments – werden auch im Alten Bund die Edelsteine immer in Verbindung zu Schönheit und Weisheit gesehen, und sie dienen durchgehend als Symbol für die sittliche Entfaltung des Menschen.

2. Bildung zur Transfiguration

Bleiben wir noch eine Weile bei der Natur der Steine, die uns ja aus ihrer Natur heraus bereits über alle Natur hinaus auf ein Höheres verweisen! Aus dem steinigen Schoß der dunklen Erde entsprossen, wachsen sie sogleich ins Transluzide, Farbig-Brillante, Kristalline und begegnen uns in numinoser Transfiguration wieder als Götterblut, Sonnentröpfchen, Sternentau. „Ruhig entwickelt sich Stein aus Gestein", heißt es in Goethes Wiegenlied auf einen jungen Mineralogen, und: „Farbig erblitzet der edelste Stein". Alles das aber unterliegt einem ewigen Gesetz, das bei Goethe lautet: „Oben die Geister und unten der Stein" (Weimarer Ausgabe 4, 47).

Nirgendwo eindrucksvoller als bei den Edelsteinen erfahren wir denn auch die so dramatischen Übergänge aus dem stofflichen Bereich in eine geistige Welt. Man denke nur an die sich wandelnden Wellenlängen des Lichtes, an all das Farbige im Stein, wie es durch in das Kristallgitter eingelagerte stoffliche Beimischungen entstanden ist und immer wieder von neuem in Farben ersteht. Die ganze Majestät der Natur zeigt sich hier – so Plinius in seiner „Historia naturalis" – auf kleinstem Raum und entfaltet sich in ihrer ganzen Pracht: wahrhaftig ein Kosmos, in vollendeter Schönheit auch ein Abbild der strengen Gesetzmäßigkeiten der Natur im Ganzen, jenes Kosmos, den Hildegard gepriesen hat als „elegantissima ordinatio" (LDO III, 45), als die Ordnung im Glanze der Schönheit.

„Nichts ist erquicklicher als das Grün des Smaragd", schrieb Plinius in seiner „Naturgeschichte"

(37,16), und weiter: „Keine Farbe fällt angenehmer in die Augen als die dieser Edelsteine. Wir sehen schon mit Wohlgefallen das Grün der Kräuter und Blätter an, aber noch lieber betrachten wir die Smaragde; denn ihr Grün ist das schönste von allen". Die „Carmina Hildegardis" singen von der „nobilissima viriditas", dem so überaus edlen Grün, dem Adel der Grünheit.

Hat man sich einmal eingelassen auf die so geheimnisvoll verschlüsselte Symbolsprache des hohen Mittelalters, so wird man sofort begreifen, daß auch die Seherin Hildegard es nicht bei der naturalistischen Beschreibung der Steine bewenden lassen konnte, daß sie ihren eigentlichen Adel vielmehr in einer weitaus höheren Dimension erkannte. Ist doch der Stein augenscheinlich unter den zahlreichen Schöpfungsbereichen ein besonders ausgezeichneter Sinnträger und darum auch in der Lage, die Schöpfungswunder Gottes auszudeuten. Die ganze Welt wird zu einer geheimnisvollen Schrift, die der Mensch wie eine zweite Sprache erlernen muß. Als besonders glanzvolles Ding der sichtbaren Welt aber verweist gerade der Edelstein auf den geheimnisvollen Glanz des Unsichtbaren.

In seiner geistreichen Studie über die „Probleme der mittelalterlichen Bedeutungsforschung" ist der Münsteraner Germanist Friedrich Ohly in ganz ähnlicher Weise dem Symbolgehalt der Edelsteine nachgegangen. „Wie bei allen Deutungen von Dingen wird auch bei den Edelsteinen die spirituelle Perspektive gewonnen, indem an natürliche Eigenschaften angeknüpft wird. Die vornehmste Eigenschaft der Edelsteine ist die Farbe, so daß sie unter seinen gedeuteten Eigenschaften vorherrscht." (Ohly 1968, 165)

Erstaunlich nüchtern hatte auch Hildegards Zeitgenosse, der Mystiker Hugo von St. Viktor, den gleichen Sachverhalt beobachtet, wenn er schreibt: „Der Mensch, der in dieser Welt nur den Himmel, die Erde, die Pflanzen, Tiere, Berge, Flüsse bewundert und nicht sieht, daß diese Gegenstände etwas Göttliches einschließen, ist wie ein Laie, der ein neues Bibliotheksexemplar findet und nur die Farben, das Gold, die Malereien, die Muster, die Schrift und den Einband bewundert, um die darin beschlossene Wahrheit sich aber nicht kümmert."

Diesen geistigen Sachverhalt hatte auch der Bischof Marbod von Rennes (1035–1123) wohl erkannt, wenn er in seinem Steinbuch (Liber lapidum) betont: „Die Menschen, die die Geheimnisse Gottes geziemend ehren, indem sie sie behüten, zeichnet der Ernst ihres Charakters, die Sittlichkeit ihrer Lebensweise aus. Wir wollen nämlich, daß die Kenntnis der verborgenen Steinkräfte als etwas wahrhaft Außerordentliches und Seltenes angesehen wird. Dies nämlich fördert das kunstreiche Amt des Arztes." (PL 171, 1739) Wie man sieht, wird auch hier sogleich die Brücke geschlagen von der Kunde von den Steinen (Lithologie) auf die Lehre von der Heilkraft der Steine (Lithotherapie), die bei Hildegard von Bingen freilich überstrahlt wird von einer Lehre von den Heilskräften am Stein (Lithotheologie).

Die edlen Steine tragen schon etwas Zauberhaftes an sich, und sie überragen ja auch unbewußt ihren schönen Zauber, ein Vorgang, der eher symbolisch erfaßt sein will und der sicherlich nichts mit platter Magie zu tun hat. Daß alles Schöne in der Natur sinnbildlich präsent ist, hat geistigen Sinngehalt, der uns ganz unmittelbar anzusprechen vermag. Denn diese Natur spricht ja zu uns und bringt, wo auch immer sie das Schöne sich entfalten läßt, die Wirklichkeit zur Aussprache und zur Ansprache. Sie dient uns als Zeichen, und sie deutet jeweils hin auf einen höheren Sinnzusammenhang.

Bereits im „Physiologus" der um das Jahr 200 n. Chr. entstand und auf das verlorene Steinbuch des Xenokrates zurückgeht, wird der Diamant verglichen mit Christus: „Daß aber der Diamant ein deutliches Gleichnis Christi ist, darüber vernimm das Wort des Propheten Amos, welcher da spricht: Siehe, ich werde den Adamas [= den Unbezwinglichen] legen in die Mitte meines Volkes Israel, und die Altäre des Lachens werden zerstört, und die Weihen Israels werden in Verbannung und Einöde gejagt werden." Und noch einmal: „Der Diamant ist unser Herr Jesus Christus. Wenn du also ihn hast in deinem Herzen, o Mensch, wird dir nichts Übles jemals widerfahren."

„Nun höre aber auch" – so lesen wir weiter im „Physiologus" –, „wie die Perle entsteht. Ist eine Muschel im Meere, genannt Auster. Die aber steigt in der frühen Morgenstunde zu Sonnenaufgang aus dem Meere empor, und da öffnet die Muschel ihren Mund und trinkt den Himmelstau, und sie schließt den Strahl von Sonne, Mond und Sternen in ihre Schalen ein und wird durch die Lichter aus der Höhe schwanger, und sie gebiert die Perle." Und wieder deutet die Perle auf Christus hin und der Tau auf den

Heiligen Geist, und der Mensch soll all seine Habe verschwenden, um die kostbare Perle zu gewinnen. Auch berichtet der „Physiologus" vom „indischen Stein" und seiner wundersamen Heilkraft bei der Wassersucht: wie er da all „das brackige Wasser dem süchtigen Leibe entzieht" und ihn wieder rein und heil macht. Und so auch Christus, „der das faulige Wasser der Sünde aus unserem Herzen treibt und all unsere Aufgeschwemmtheiten heilet".

Der Erde gleich hat ja auch der Mensch seine Gezeiten, die sogleich wieder moralisch ausgedeutet werden. „Und wie die schmutzige Erde zur Winterszeit alle Früchte in sich bewahrt, um sie dann im Sommer den Menschen zur Freude hervorzubringen, so schmückt auch der Mensch seine früheren Tugenden (priores virtutes) mit kostbaren Edelsteinen und gibt sie nur um so schöner (elegantiores) wieder zurück." (LDO IV, 60)

Nicht am Gegenständlichen selber wird demnach das Schöne gesucht, sondern im ehrfürchtigen Aufdecken und Auflichten der Schatten und Schichten, im Durchtasten und Durchleuchten der Häute und Hüllen, im Erfahren der großen gewaltigen Bewegungen des Weltenschleiers. Und so geht auch Hildegard von Bingen nirgendwo auf den Schein des Schönen zu, sondern immer nur hin auf seine leuchtende Quelle. Und erst bei der Quelle selbst, dem so geheimnisvollen Anspruch des Schönen, beruhigt sich ihre Schau und macht sich bereit zur Antwort.

Bevor wir aber auf dieses Schöne am Stein näher eingehen, sollten wir uns noch einmal die Galerie der

Edelsteine im ganzen vor Augen führen, wie sie uns in Hildegards Schrifttum gezeigt werden. Zahlreiche Namen von einzelnen der so edlen Gesteine sind schon gefallen, und nun wäre es an der Zeit, sie zu sammeln und einzubinden in ein höheres Bezugssystem. Auch hier hat uns die Seherin Hildegard gleichsam eine schön geordnete Kategorientafel angeboten, die sie aus Bildern des Alten wie des Neuen Testamentes entnimmt und die uns in den nächsten Kapiteln – jeweils gesondert instrumentalisiert – immer wieder begegnen wird.

3. Eine Galerie der Edelsteine

Eine erste Galerie der Edelsteine stellt uns Hildegard vor Augen nach den Texten des Alten Bundes, wo Gott dem Moses befiehlt: „Du sollst für deinen Bruder Aaron heilige Gewänder anfertigen, ihm zur Ehre und zum Schmuck. Rede mit allen Kunstverständigen, die Ich mit Kunstsinn erfüllt habe. Sie sollen die Gewänder Aarons anfertigen, damit man ihn weihen und er Mir als Priester dienen kann." Alles soll ausgeschmückt sein mit Gold und edlem Gestein. Auf zwei Karneolsteine soll Moses dann die Namen der Söhne Israels eintragen: „sechs von ihren Namen auf den rechten Stein und die übrigen sechs Namen auf den anderen Stein nach der Reihenfolge ihrer Geburt" (Exodus 28,2).

Moses erhält sodann eine detaillierte Anordnung für die kunstvolle Anfertigung des Brustschildes: „Es soll viereckig sein, doppelt gelegt, je eine Spanne lang und breit. Besetze es in vier Reihen mit Edelsteinen. Die erste Reihe enthalte der Reihe nach einen Sarder, einen Topas und einen Smaragd; die zweite Reihe einen Rubin, einen Saphir und einen Jaspis; die dritte Reihe einen Hyazinth, einen Achat und einen Amethyst; die vierte Reihe einen Chrysolith, einen Karneol und einen Onyx. In einem Geflecht von Gold sollen sie eingesetzt sein. Entsprechend den Namen der Söhne Israels müssen es zwölf Steine sein. In der Reihenfolge ihrer Namen sollen sie in Siegelstecherarbeit je einen Namen der zwölf Stämme enthalten." (Ex 28, 16–21)

Eine ausführliche Deutung der zwölf Steine auf dem Brustschild des Hohepriesters hatte bereits Epiphanius von Salamis, Erzbischof von Zypern, in seinem Traktat „De duodecim gemmis in veste Aronis" (um 400) gegeben, in Briefform gerichtet an den Bischof Diodorus von Tyrus. Die symbolische Erklärung aus dem Alten Testament wird auch in den nächsten Jahrhunderten immer wieder auf den Neuen Bund übertragen, so auch sehr deutlich bei Hildegard von Bingen. Den in der späteren Tradition häufig zu findenden Vergleich mit den vier Paradiesesflüssen oder den vier Kardinaltugenden sucht man freilich bei ihr vergebens.

Soweit zum Brustschild des hohepriesterlichen Gewandes, von dem es dann weiter heißt: „Aaron soll die Namen der Söhne Israels auf dem Brustschild der Entscheidung auf seinem Herzen tragen, sooft er in das Heiligtum hineingeht, zum beständigen Gedenken vor Jahwe." (Ex 28, 29) Auf diese Weise solle Aaron „das Orakel für die Israeliten" ständig auf seinem Herzen tragen und in Erinnerung halten.

Edelsteine im Brustschild des Aaron

SARDER Ruben	TOPAS Simeon	SMARAGD Levi
RUBIN Juda	SAPHIR Zabulon	JASPIS Isachar
HYAZINTH Dan	ACHAT Gad	AMETHYST Aser
CHRYSOLITH Naphtalim	KARNEOL Joseph	ONYX Benjamin

Den Bezug auf die zwölf Edelsteine im Brustschild des hohepriesterlichen Gewandes wie auch die zwölf Edelsteine in der Geheimen Offenbarung finden wir noch in der Benediktionsformel über die Edelsteine (Benedictio lapium pretiosorum) aus dem 13. Jahrhundert. Eine frühe Quelle hierfür ist Gervasius von Tilbury mit seinen „Mirabilia mundi" (1214); hier wird wiederum auf einen älteren „Libellus de consecratione lapidum" verwiesen. In dieser kirchlichen Weiheformel heißt es: „Gott, allmächtiger Vater, der Du auch durch die leblosen Geschöpfe Deine Macht den Menschen gezeigt hast, der Du Deinem Diener Moses die Anweisung gegeben hast, am hohepriesterlichen Gewande das Brustschild der Gottesentscheidungen mit zwölf Edelsteinen zu schmücken und dem hl. Evangelisten Johannes gezeigt hast, wie das himmlische Jerusalem mit Edelsteinen als wesentlichen Sinnbildern der Tugenden aufzubauen sei, wir bitten demütig Deine Majestät, daß Du diese Steine weihen und segnen mögest durch die Heiligkeit und Anrufung Deines heiligen Namens, auf daß sie, geheiligt und geweiht, die wirksamen Kräfte erlangen, die nach der Erfahrung weiser Männer ihnen innewohnen!"

In einer anderen Segensformel lesen wir: „Wie der Mensch sich durch die Taufe und durch die Buße wieder zum Urstand erheben kann, so wird auch den Steinen durch die Konsekration ihre alte Kraft zurückgegeben." So bei Thomas von Brabant (gest. um 1270) und im „Buch der Natur" des Konrad von Megenberg (gest. 1374).

Die Edelsteine im Brustschild des Hohepriesters finden sich noch im Titel eines Werkes von dem Altdorfer Professor Jakob Schopper, 1614 gedruckt in Nürnberg, mit dem Wortlaut: „Biblisch Edelgesteinbüchlein / Das ist: Abcontrofähung / beschreibung und Geistliche bedeutung der zwölf Edelgestein / Welche der Hohepriester im Alten Testament an dem Amptschildlein seines Hohepriesterlichen Kleyds getragen / darein die Namen der zwölf Stämm Israels eingegraben gewesen / wie Exodi am 28. zu lesen ist. In welchem wir allerley Christlicher lehren / Vermahnungen und Trosts erinnert werden."

Der Edelstein ist freilich nur ein Modell dafür, mit welcher Faszination Hildegard von Bingen auch die übrigen Herrlichkeiten des Universums betrachtet wissen will: das Wasser und die Flamme, den Baum und den Mond, die Winde und Wolken. Die ganze Welt manifestiert ja diese Schönheiten, und der Mensch hat dafür ein Auge. „Und der Glanz gibt Augen!" Es sei ja auch „gar nicht möglich, daß Gottes Herrlichkeit des Abglanzes entbehrte" (PL 169 B).

Eines der großen Geheimnisse aus Gottes Glanz aber ist und bleibt für Hildegard der Edelstein. Und unter all den edlen Steinen der schönste, eine „pretiosissima margarita" (Sc II, 2) – das ist der Mensch.

Zweites Kapitel
Vom Geist der Steine

❖

1. Das Schöne am Stein

Was uns am Phänomen der Steine immer wieder von neuem fasziniert, das ist im Grunde ihre „innere" Schönheit, ihr Glanz von innen, der auf uns ausstrahlt. Schönheit, das bedeutet ja nicht zuletzt, daß der Mensch im Einklang lebt mit sich selbst wie mit der Welt, in Harmonie mit einer Landschaft, im Frieden mit der Natur, in Eintracht mit seinesgleichen, im melodischen Gleichklang auch mit der Partitur seines eigenen Leibes, was ja nichts anderes meint als Gesund-Sein! Und so sagt uns denn auch alles das, was wir als „schön" oder „kultiviert" empfinden, unendlich viel mehr zu als das, was wir sonst an Werten finden, an Besitz uns aneignen, an Standards suchen oder auch als Prestige uns vormachen lassen.

„Betrachten wir doch" – schreibt Hildegards Zeitgenosse Hugo von St. Viktor – „wie groß Gottes Wunder sind, und suchen wir durch die Schönheit der geschaffenen Dinge hindurch jenes andere Schöne, das Schönste alles Schönen, und das doch so wunderbar und unaussprechlich ist, daß sich alles vergängliche Schöne, wenn es auch Wahrheit in sich hat, mit ihr nicht vergleichen kann." So in seiner Schulschrift

„Didascalicon" (cap. VII), und dann weiter: „Wenn du das Kunstwerk des Universums betrachtet hast, wirst du finden, mit welch wunderbarer und ordnender Weisheit alle Dinge gesetzt sind, wie passend, wie abgestuft, wie schön, wie in allen Teilen vollkommen sie angefertigt sind, so daß die einander ähnlichen zueinander stimmen." Hugo von St. Viktor schließt seine Meditation (Tractatus de meditatione, 4): „So liebt sich die ganze Natur, und in wunderbarer Weise hat das Zusammenstimmen der verschiedenen unähnlichen und doch in ein Ganzes vereinigten Dinge eine einzige Harmonie erzeugt."

Aus dem gleichen Geist verkündet auch Hildegard von Bingen: „Als Gott sprach: Es werde! – da erschien die Welt in einem einzigen Augenblick und in leibhaftiger Gestalt. Es wäre gar nicht möglich, daß die Herrlichkeit Gottes dieses äußeren Abglanzes entbehrte." (PL 169 B) Der schöpferische Augen-Blick ist ja so wesentlich für die Manifestation des Schönen. Schönheit, das ist nichts anderes als ein Bild der inneren Ordnung, als der die äußere Hülle verklärende Geist, wie auch Gesundheit nichts anderes ist als Schönheit in den Verrichtungen des Leibes. Hier kommen sie sich noch einmal und bevorzugt nahe: die Lebenskunde und die Heilkunst mit ihrer geistigen Aufgabe, das Schöne zu verstehen und zu deuten.

Denn alles Schöne in der Welt, sagt Hildegard, ist Ausfluß göttlicher Herrlichkeit. Ist Gott doch „das Feuer, aus dem die Engel brennen und leben; Er ist jene lichte Herrlichkeit, aus der die Fülle des Geheimnisses hervorquillt" (LVM I, 48). Und so begegnet uns alles Schöne als tief geheimnisvolle Erscheinungsweise der Wirklichkeit: Geheimnis letztlich aus Gottes Glanz.

Das Schöne manifestiert sich am Zauber der räumlichen Dinge – und so auch in den edlen Steinen –; es offenbart sich im Adel der Natur, im Glanz des Kosmos, am meisten aber im Menschen und seiner „herrlichen Natur" (gloriosa natura). Im Schön-Sein spiegelt sich die eigentliche Wahrheit der Dinge. „Und so gibt es kein Geschöpf, das nicht irgendeine Strahlung hätte, sei es das Grüne oder der Samen, die Blüten oder die Schönheit –, sonst wäre es kein Geschöpf." (LVM IV, 11)

Der Mensch – „gekrönt mit dem goldenen Purpur-Diadem des Urstandes und dem Ehrengewande sichtbarer Schönheit" (Sc I, 3) – repräsentiert auch heute noch, wenngleich nur schattenhaft, das, was Adam – der schöne Mensch – im Paradies sein sollte. Die Schönheit des Paradieses wurde ja nicht ganz verdunkelt (Sc I, 2: paradisus in umbra et perditione peccatorum non obscuratur); sie schimmert vielmehr allenthalben noch durch. Ganz ähnlich hatte Johannes Scotus Eriugena betont, „daß die nach dem Bilde Gottes geschaffene Natur die Frische ihrer Schönheit und Unverletztheit ihres Wesens niemals verloren hat noch je verlieren kann" (De div. nat. 5, 6; PL 122, 872 A). Dies gilt nicht zuletzt auch für die Frische und Unverletzbarkeit der Edelsteine.

Die Edelsteine haben demnach zunächst einmal die Erinnerung an die Schönheiten des Paradieses wachzuhalten. Und so tragen sie denn auch heute noch eine gewisse Kraft in sich, auf die der Teufel

– wie auf alles Schöne dieser Welt – einen Haß hat, zumal sie „aus jenem Feuer, in welchem der Teufel seine Qual hat", ihren Ursprung nehmen (PL 1247 C).

Die gesamte Heilige Schrift ist voll von diesen Geheimnissen aus Gottes Glanz. „Ich zierte dich" – spricht Jahwe zu Israel – „mit kostbarem Schmuck, legte dir Spangen an die Arme und eine Kette um den Hals, tat einen Ring an deine Nase, Gehänge an deine Ohren und eine herrliche Krone auf dein Haupt. So warst du geschmückt mit Gold und Silber –, und du wurdest über die Maßen schön" (Ez 16, 11–13). Überaus schön erscheint auch die Braut im „Hohenlied der Liebe": „Wie stehen deinen Wangen die Perlschnüre schön, deinem Hals das Korallenband! Wir wollen ein Kettchen von Gold für dich machen, mit silbernem Zierat behängen." (Hl 1,9–11) Und auch die Braut kann von ihrem Geliebten singen und schwärmen: „Seine Hände sind Walzen aus Gold mit Edelsteinen besetzt. Sein Leib ist aus Elfenbein, bedeckt mit Saphiren. Seine Beine gleichen Marmorsäulen, gegründet auf Sockel von Feingold! Das ist mein Geliebter!" (Hl 5, 14–16)

Die ganze Schöpfung in all ihrer Schönheit, sie ist letztlich nichts anderes als das Gewand der „Weisheit". Geschaut werden kann Gott nicht; aber er kann erkannt werden durch die Weisheit der Schöpfung. „Daher muß die Weisheit mehr als alle Schönheit der Schöpfung geliebt werden, und sie wird von allen heiligen Seelen ja auch als liebenswert erkannt, da sie sich nimmer an ihrem liebenden Anblick ersättigen können. Was immer auch die Weisheit geordnet hat, das lebt der Geist im Menschen und macht es wach."

Mit Recht kann daher der Mensch „Leben" genannt werden, weil er, solange er im Geisthauch existiert, Leben ist. „Und so ist der Mensch die Eingeborgenheit der Wunder Gottes" (clausura mirabilium Dei) (LDO IX, 14).

So konnte Hildegard denn auch ihre „Vorrede" zur „Physica" beschließen mit dem Gedankengang: „Wie aber Gott den Adam nicht nur wiederherstellte, sondern ihn darüber hinaus noch erhöhte, so ließ Gott weder den Glanz und Adel der Steine vergehen noch die ihnen eingeborgenen Kräfte (virtutes). Gott wollte vielmehr, daß sie sich auf Erden der Wertschätzung und des Lobpreises erfreuten und daß sie den Menschen dienten als Heilmittel (et in medicina)."

2. Steine als Heilmittel?

Die Kunde von den Heilkräften der Edelsteine geht zurück auf älteste Quellen der Kulturgeschichte. Auch bei Hildegard von Bingen lassen sich gelegentlich Anklänge an Plinius, an Isidor von Sevilla, an den „Physiologus" wie auch die mittelalterlichen Steinbücher nachweisen, wenngleich ihr „Steinbuch" auch zahlreiche eigenständige Passagen aufweist. Bereits bei den spätantiken Steinbüchern handelt es sich um eine Sammelliteratur, in der verschiedenste Texte ausgewechselt, weggelassen oder ergänzt wurden. Daß in den früh- und hochmittelalterlichen Lapidarien die Konturen der eigentlichen Quelle weitgehend verwischt wurden, darf dabei nicht verwundern.

Die Beachtung und Bedeutung der Edelsteine zeigt sich gleichwohl in zahlreichen hochmittelalterlichen Naturschriften wie auch in den großen Enzyklopädien eines Vinzenz von Beauvais, Arnoldus Saxo, Bartholomäus Anglicus oder Thomas von Brabant. Immer wieder stoßen wir dabei auf den Leitspruch, der in lateinischen Texten lautet: „In herbis, verbis et lapidibus magna est virtus", der sich aber auch im Mittelhochdeutschen noch findet, so bei Freidank (111,6): „krût, steine unde wort hânt an kreften grözen hort". „Die großen Geheimnisse, Kräfte und Wirkungen liegen verborgen" – sagt auch Goethe: Sie liegen „in Worten, Kräutern und Steinen" (Artemis-Ausgabe 6,634).

Beim Verfall der Natur durch den Sündenfall – so hörten wir – ließ Gott es nicht zu, „daß die Kraft und die Zierde der Edelsteine verlorenginge, vielmehr wollte Er, daß diese sich auf der Erde halten sollten, ihrer Schönheit wegen wie auch zum Heile". Und so blieben sie „in aller Ehrenhaftigkeit und Segenskraft wie auch als Heilmittel" (PL 1250 A).

Steine also, und zumal die so edlen, als Heilmittel? Eine Vorstellung, die uns heute um so fragwürdiger erscheint, als uns kein einziger wissenschaftlicher Beweis für heilende Wirkkräfte von Edelsteinen zur Verfügung steht. Sollten wir hier nicht äußerst zurückhaltend sein, zumal wir keinen einzigen Text kennen, der die Autorenschaft Hildegards belegt?

Um zu zeigen, daß die sogenannte „Edelstein-Medizin" seit jeher in einem hohen Grade spekulativer Art ist, mögen ein paar Beispiele genügen: Heilsame Kräfte der Steine umschweben gleichsam bereits die Geburt des Menschen. Unter Hinweis auf den Glanz des ersten Engels und mit dem Wunsch, daß der Mensch das Licht der Welt annehmen möge, soll der Sardis die Beschwerden der Wehen lindern helfen (PL 1255 A). Und so wird er zum Schutzstein in der Schwangerschaft. Das gleiche soll aber auch der Jaspis leisten, der bei der Geburt Hilfe anbietet gegen die alte Schlange, die sich schon die Lippen nach dem Neugeborenen leckt (PL 1257 C).

Bei fieberhaften Erkrankungen lege man einen Rubin „um Mitternacht, weil dann seine Kraft besonders stark ist, auf den Nabel des Kranken, und zwar gerade dann, wenn eine Änderung der Säfte stattfindet. Laß ihn aber unter keinen Umständen länger auf seinem Nabel, als bis er spürt, daß er vom Rubin warm geworden ist. Dann nimm ihn sofort weg, weil seine Kraft seine Eingeweide mehr durchdringt als sonst eine Medizin es tun könnte." (PL 1259 B) „Richtig angewandt, räumt ein Rubin mit allen Infektionskrankheiten auf; auch hindert er Kleider am Vermodern." (PL 1259 D)

Bei Schlangenbiß oder Skorpionstich soll der Achat helfen, aber auch bei Mondsüchtigkeit und Epilepsie. Auch soll der Achat Diebe unschädlich machen, wenn man den Stein des Abends kreuzweise (in modum crucis) der Länge und Breite nach durch das Haus trägt (PL 1261 B). Gewaltige Kräfte werden auch dem Diamant zugeschrieben; geschwätzige Menschen mit bohrendem Blick sollen ihn eine Weile im Mund behalten (PL 1261 C).

Mit dem Onyx aber ist – man glaubt es kaum – sogar ein Rezept gegen den Rinderwahnsinn verbunden:

„Wenn ‚schelme' [Rinderpest] die Rinder befällt und tötet, erwärme in einem Gefäß Wasser über dem Feuer und halte den Onyx über das vom Feuer genommene, dampfende Wasser, so daß die aus ihm austretende Feuchtigkeit sich mit dem Wasser vermischt. Hierauf lege den Edelstein für drei Tage in jenes Wasser, nimm ihn sodann heraus und gib den Rindern dieses Wasser häufig zu trinken. Besprenge damit auch ihr Futter und vermische die Kleie damit, und wirf sie ihnen zum Fressen vor. Verfahre auf diese Weise oftmals, und es wird ihnen besser gehen." (PL 1252 B/C)

Dem Fallsüchtigen soll man einen Smaragd in den Mund schieben, damit wird sein Geist wieder aufleben. Ist er wieder aufgestanden und hat den Stein aus dem Mund genommen, soll man ihn aufmerksam anschauen und sprechen: „Wie der Geist des Herrn den Erdkreis erfüllt hat, so erfülle er das Haus meines Körpers mit seiner Gnade, auf daß es niemals erschüttert werde." Das soll der Kranke auch die neun folgenden Tage morgens tun, „und er wird geheilt werden" (PL 1249 C). Derartige Rezepte sind typischer Ausdruck einer Volksfrömmigkeit, die sich auf Sinnbilder stützt. Daraus aber auch heute noch ein „Rezept gegen Epilepsie" ableiten zu wollen und in der „Hildegard-Apotheke" zu verkaufen, entbehrt jeder sachlichen und rechtlichen Grundlage.

Mehr als bedenklich ist es auch, einen Herzschrittmacher durch den Edelstein Jaspis zu ersetzen oder die Epilepsie mit einem Achat zu bekämpfen. Angesichts zunehmender Werbung für die „Hildegard-Medizin" ist es hoch an der Zeit, diese „Heilkunde" wieder auf den Boden der historischen Tatsachen zurückzuführen. Historisch festzuhalten ist, daß Hildegards naturkundliche und medizinische Schriften nicht zu den „Visionsschriften“ zählen, sondern vielmehr im Rahmen jener „Klostermedizin“ zu sehen sind, wie sie von den Mönchen des Abendlandes seit dem 9. Jahrhundert gepflegt wurde: vielschichtig tradierte Rezeptsammlungen, die als „Gottes Heilkunde“ zu propagieren nicht gerechtfertigt ist.

Daß Steinbücher – trotz aller Bedenken – durch die Jahrhunderte weitergegeben wurden, nimmt nicht wunder, wenn man neben dem Zauber der Edelsteine die Hoffnung vor allem notleidender Menschen auf eine Heilung in Betracht zieht. Schon Isidor von Sevilla hat das Vertrauen auf eine magische oder heilsame Wirkung der Edelsteine nicht als Glaube, sondern als Aberglaube bezeichnet (Etymologiae 16, 8: quod credere non fidei, sed superstitionis est). Auch Konrad von Megenberg (1309–1378) beurteilte die Zauberkräfte der Steine eher skeptisch. Kommen ihm diese magischen Kräfte allzu absurd vor, fügt er einfach hinzu: „Das glaub' ich nicht!“ Wesentlich deutlicher kommt bei ihm die allegorische Bedeutung der Edelsteine zum Ausdruck, so wenn er den Chrysopras mit der Sanftmut Mariens vergleicht; nehme er doch dem Menschen die Habsucht und bestärkt ihn in allen göttlichen Belangen.

Gleichwohl weiß noch das aufgeklärte „Universal-Lexicon“ (1738) von Zedler vom Granat zu berichten, daß er die Kraft habe, „das Herz zu stärken, dem Herzpochen zu steuern, die Melancholie zu vertreiben und dem Gifte zu widerstehen“. Um die gleiche Zeit finden wir gegen die damals noch grassierende Pest ein alchemistisches Rezept, das lautet: „Nehmet pulverisierten Saphir, gießet Knabenurin darauf und lasset es etliche Tage digerieren: so wird eine blaue Tinktur sich herausziehen. Gießet alsdann Branntwein darauf und ziehet die Tinktur ab."

In mittelalterlichen Steinbüchern kann man weiterhin lesen: „Quirindos heißet Geierstein. Den zieht man dem Geier aus dem Gehirn. Und er füllet den Ammen ihre Brüstel mit Milch." Reiter trugen seinerzeit einen Talisman aus Türkis, Autofahrer heute verwenden den Chrysolith. Mondsteine gelten immer schon als Schutzsteine. Die dunkelrote Morokoralle sollte gegen üble Nachrede schützen; eine magische Kugel aus Amazonit den Frauen die Kraft des Schweigenkönnens verleihen, während eine Achatkugel im Ruf stand, den Männern Beredsamkeit zu verleihen.

Ein Traktat aus dem Jahre 1729 mit dem schönen Titel „Der auffrichtige Jubelirer" weiß vom Diamanten, daß man ihn zur Arznei wie zu Gift gebrauchen könne. Das allerzarteste Diamanten-Pulver sei in der Lage, die Gedärme des Menschen nach und nach zu zernagen; es sei somit vorzüglich geeignet, „den einen oder andern aus der Welt zu befördern, der ihnen zu lange darin lebet oder ein Dorn in den Augen wäre". Auch soll Paracelsus sich mit derartigem Pulver vorzeitig „auf die Reise nach der Ewigkeit" begeben haben. Gleichwohl schätzte gerade Paracelsus den Diamant als „die höchste Subtilität der Natur", und das war und bleibt er wohl auch: das größte Wunder der anorganischen Welt.

Ähnliches gilt für das Gold. In seinen jungen Jahren schon suchte Goethe leidenschaftlich jene „essentia dulcis" eines wahren „Trinkgoldes", wie das damals hieß. „Heilige Musen" – so der 24jährige –, „reicht mir das Aurum potabile, Elixier vitae aus euren Schalen, ich verschmachte!" Vom „Goldsamen" – einem Chrysosperma – haben die Alchemisten aller Zeiten geschwärmt. Von einer „Goldtinktur" ist noch bei den Ärzten des Barock und Biedermeier allenthalben die Rede, vom „Frauengold" moderner Alchymiker ganz zu schweigen.

„Verfluchter Hunger nach Golde!" – so sang schon Vergil: „Wozu nicht zwingst du der Menschen nimmersattes Gemüt!" Das Schicksal des Goldes ist nicht von ungefähr das Wandern, von einer Hand zur andern, von einem Land ins andre. Nur im Ehering ist das Gold weniger Währungsmittel als Mittel der Bewährung. So jedenfalls sollte es sein. Denn auch das Gold ist – wie alles edle Gestein – immer nur ein Medium!

Im aufgeklärten 18. Jahrhundert hatte die Edelsteinmagie und alle Edelsteintherapie dann vollends ausgedient. So lesen wir bei Daniel Wilhelm Triller (1695–1782) dazu, daß der Karneol jeden Blutfluß stoppen oder hemmen soll: „glaube es, wer es will!" Der Chrysopras sei gut gegen Epilepsie: „ach, wie vergeblich (heu frustra)!" Dem Hyazinth werden krampfstillende Tugenden zugeschrieben; aber auch das „ist gar nicht erwiesen!"

Wie ein Nachgesang auf die Zauberkraft der heilenden Steine klingt es, wenn Nikolai Lesskow in seiner Erzählung „Der Alexandrit" – mit dem schönen Untertitel „Ein natürliches Faktum in mystischer Bedeutung" (1885) – zu bedenken gibt: „Und wir zweifelten daran, daß der Diamant böse Träume verscheuche, daß der Hyazinth das Herz stärke, der Rubin das Glück vermehre, daß der Lapislazuli die Krankheiten verschwinden lasse und der Smaragd die Augen heile, daß Türkis den Sturz vom Pferd verhindere, Granat aber böse Gedanken ausmerze, daß der Topas kochendes Wasser zur Ruhe bringe, der Achat die Jungfräulichkeit der Mädchen behüte und daß der Stein Bezoar jedes Gift austilge."

3. Das Heilsame am Stein

Für den religiösen Menschen – so der Religionsphilosoph Friedrich Heiler – ist die Natur vom Stein bis zur Sonne eine Erscheinungsform des Göttlichen. Das gilt selbst für tote Dinge, wie es Sterne und Steine nun einmal sind. Auch Goethe sieht es sehr nüchtern, wenn er im „Fragment eines Romans in Briefen" (Artemis-Ausg. 4,263) schreibt: „Ein Edelstein ist das herrlichste Werk der toten Natur, aber er ist tot, und die eifrigste Betrachtung davon ist doch immer kalt."

Und doch erblicken wir im Spiegel der oft so kalten Natur immer noch und nur zu gern auch etwas von unserem Selbst. Denn beim Blick in die Geheimnisse der Natur, wie hier in das Faszinosum der edlen Gesteine, schauen wir immer auch ein wenig in die Geheimnisse der eigenen Natur. In seinem „Entwurf einer Farbenlehre" sprach Goethe, der Farbenkenner, denn auch enthusiastisch von der „sinnlich-sittlichen Wirkung" der Farbe und schrieb: „Die Menschen empfinden im allgemeinen große Freude an der Farbe. Das Auge bedarf ihrer, wie es des Lichts bedarf. Daß man den farbigen Edelsteinen Heilkräfte zuschrieb, mag aus dem tiefen Gefühl dieses unaussprechlichen Behagens entstanden sein." (Artemis-Ausg. 16, 206)

„Viele Kräfte hatte der Stein", weiß Goethes „Reineke Fuchs": „Er heilte die Kranken. Wer ihn berührte, der fühlte sich frei von allen Gebrechen, aller Bedrängnis. Nur ließ sich der Tod allein nicht bezwingen." „Des Steins herrliche Kräfte" werden noch weiter beschrieben: „Die Tugend des Steins nimmt dem Gifte die Wirkung und allen schädlichen Säften." (Zehnter Gesang; Artemis-Ausg. 3, 118)

„Ein leuchtend Farb- und Glanzgestein" – so im „Faust II" – „erhöht die Schönheit wie die Majestät". Weniger von einem Heilmittel sollte daher bei den Edelsteinen die Rede sein als von Heilkräften – welcher Art auch immer. Schönheit und Schmuck – meinte Goethe (1797) – von innen und sinnvoll zu betrachten und zu bewundern sei ja im Grunde so unendlich viel mehr wert als der eigentliche Besitz; denn gerade durch jene innere Bildung würden wir fähig und geschickt „zur Teilnahme an allem Guten".

In Dantes „Göttlicher Komödie" wird bereits im „Purgatorium" von jenem holden Glanz des indischen Saphirs gesprochen, der durch die blauen, durchsichtigen Lüfte sich ergießt (Purg. 1, 13). Und der Saphir erscheint dann wieder im „Paradies", „alles Himmlische durchstrahlend", als Sinnbild der Gottesmutter Maria (Par. 23, 101). In seinem lauteren Himmelsblau, in dem die Juwelen der Sterne aufglänzen, ist er zum Symbol geworden für Maria, die Makellose, „in deren Schoß sich die göttliche Liebe entzündet" (Par. 33, 7).

Und so läßt sich wohl mit Recht aus Shakespeares „Romeo und Julia" sagen: „O große Kräfte sind's, weiß man sie gut zu pflegen, die Pflanzen, Kräuter, Stein' in ihrem Innern hegen." So wußte es auch Parzifal (III, 90): „Es wohnt in ihnen gar manch geheime Wunderkraft, die hier zur Heilung sollte dienen." Noch der Freiheitsdichter Theodor Körner schwärmte für die Edelsteine und „ihrer Kräfte zartes Zauberschloß".

Von den berühmten „Mondsteinen" aber, die in Wirklichkeit Steine des Tierkreises sind, ist bei Hildegard von Bingen nirgendwo die Rede, wie sie überhaupt jede Art von astrologischer Zuordnung energisch – mit einem Satz – abgelehnt hat: „Der einzelne Mensch hat nicht seinen eigenen Stern, der seinen Lebenslauf bestimmt, wie das törichte und irrende Volk zu glauben wagt." (Sc I, 3)

Was schließlich die synthetisch hergestellten künstlichen Edelsteine angeht, so fehlt ihnen gerade die „Seele", wie ein moderner Forscher (Holstein, 1934) sagt: „Anstatt den gewaltigen Atem von Weltumwälzungen zu atmen, riechen sie nach den Retorten werktätiger Chemiker." Vom gewaltigen Atem kosmischer Kräfte ist denn auch überall dort noch etwas zu spüren, wo Hildegard das Heilsame am schönen Stein bis in die so banalen Bereiche des konkreten Alltags hineinreichen sieht, den sie nicht zuletzt noch ausschmücken möchte mit Gold und Geschmeide.

Die frühen Kirchenväter waren in dieser Hinsicht wesentlich strenger als die Seherin vom Rupertsberg. So schrieb Tertullian in seinem Traktat „De cultu feminarum": „Jene kleinen Steinchen, welche ihren Prunk mit dem des Goldes zu verbinden pflegen, wofür anders soll ich sie erklären als für Steinchen, Kieselchen und kleine Erdklumpen derselben Masse, die freilich nicht dazu dienen, Fundamente zu legen, Wände zu bauen, Dachfirsten zu tragen! Sie sind zu nichts gut als die Bewunderung der Weiber zu erregen, sie werden mit Bedacht geschliffen, damit sie glänzen, mit Schlauheit eingefaßt, damit sie schimmern, mit Vorsicht durchbohrt, um sie aufzuhängen und leisten so dem Golde ihre buhlerischen Dienste gleichsam zum Danke." Noch schlimmer sei die Prunksucht der Damen: „Ein zarter Nacken trägt hier ganze Landgüter und Häuserkomplexe herum, zierliche Ohrläppchen verursachen Ausgaben von Kapitalien, und jeder einzelne Finger der linken Hand macht je einen Geldsack zuschanden."

Die heilige Hildegard war da ganz anderer Ansicht als die frommen Kirchenväter: Eine Frau solle sich durchaus schmücken dürfen, zur Ehre und zum Ruhm auch ihres Mannes, auf daß sie ihm um so schöner erscheine. „Hierdurch soll der Mensch erkennen, wie er seine Seele schmücken kann vor dem höchsten König. Denn wenn der Mensch die Liebe haben will, zieht er sich ein goldenes Gewand an. Wenn er die Keuschheit liebt, schmückt er sein Antlitz mit kostbaren Edelsteinen. Nimmt er sich durch Entzug der Speisen zusammen, dann kleidet er sich gleichsam mit Purpur und Byssus." (LDO X, 9)

Solcher Schmuck aber ist geistlicher Natur. Denn es ist ja nicht so, „als ob sich Gold oder Edelsteine oder Geschmeide aus irdischer Asche in der Ewigkeit des himmlischen Lebens vorfinden würden, vielmehr werden die Auserwählten mit den guten und gerechten Werken auf geistliche Weise geziert, und das in eben und derselben Art, wie auch ein Mensch sich rein körperlich mit kostbarem Geschmeide schmückt". Wenn aber ein Mensch mitunter nur in solch irdischer Pracht daherstolziert, „dann seufzt seine Seele auf. Erinnert sie sich doch daran, mit welchen Werken sie eigentlich geschmückt sein müßte." (LVM VI, 59)

Bei der Betrachtung der edlen Steine dominiert daher die symbolische Deutung. Die Heilkraft der Steine ist rein symbolisch zu verstehen. Alles, was wir als Urempfindung (sensus) im Menschen vorfinden, erscheint uns unter diesem Gesichtswinkel „wie kostbare Edelsteine und wie ein kostbarer im Gefäß versiegelter Schatz". Und wie erst der Anblick des Gefäßes den darin verborgenen Schatz zum Bewußtsein bringt, „so erkennt man an der sinnlichen Ausstattung auch die Kräfte der Seele" (Sc I, 4).

Gold und Geschmeide, alles edle Gestein wie auch alle schmückenden Bilder, alle Zierde der Welt, sie alle vertreten nur eine inwendige Entwicklung, die im Menschen hinzielt auf den endgültig schönen Zustand der Welt. Dafür allein steht der Begriff des Goldes: als „aurea materia", gekocht in „viriditas", zum „plenum opus" geschmiedet, zum „numerus aureus" in der „festiva ornatus", der Festlichkeit der so schönen Welt (LDO V, 48).

Was ist gegenüber einer solchen geistlichen Deutung der Edelsteine alles aufgeregte Reden einer sog. Volksmedizin und Edelsteinheilkunde! Und nur in diesem symbolischen Sinne und eben nicht in den naiven und von historischer wie theologischer Kenntnis ungetrübten Produkten einer „Edelsteinmedizin der heiligen Hildegard" glaubte die Äbtissin vom Rupertsberg sagen zu dürfen: Im Stein ist Heil!

Drittes Kapitel
Zum Gebrauch der Steine

❖

1. Eigenschaften und Wirkungen

Kommen wir nun auf den Gebrauch der Steine zu sprechen und verbinden wir damit eine „Kleine Kulturgeschichte der Edelsteine", so müssen wir nochmals auf ihre wichtigsten Eigenschaften und Wirkungen zurückkommen. Und haben wir auch im Stein nicht das Heil finden können, so suchen wir doch immerhin unseren schönsten Schmuck darin, einen Schmuck, den wir uns zum täglichen Gebrauch wie auch zu festlichen Anlässen gerne aneignen.

Hier finden wir nochmals Gelegenheit, auf die durchgehende Verschlingung der Hildegardischen Naturtexte mit der frühmittelalterlichen Tradition hinzuweisen und zu zeigen, wie sehr dies alles in einem kaum aufzulösenden Überlieferungsstrang ineinander verflochten ist.

Gehen wir also nochmals den einzelnen Edelsteinen nach, diesmal in alphabetischer Ordnung:

Beim Achat handelt es sich um eine Mischung von Chalzedonschichten, rhomboedrischem Quarz und farblosem Opal. Von ihm berichtet der „Physiologus": „Wenn die Perlenfischer nach der Perle suchen, so finden sie diese mit Hilfe des Achatsteines. Diesen binden sie nämlich an ein festes Tau und lassen es ins Meer hinab. Da bewegt sich dann der Achat auf die Perle zu." Der Achat ist ein Gleichnis des Johannes als Vorläufers Christi. „Denn er hat uns gezeigt die geistliche Perle, indem er sprach: Siehe, das Lamm Gottes!"

Hildegards „Physica" weiß vom Achat: „Seine Wesensart macht jeden Menschen geschickt und feinfühlig und klug im Gespräch, weil der Achat aus Feuer, Luft und Wasser geboren wurde." Denn wie ein giftiges Kraut, das auf die Haut eines Menschen kommt, dort bisweilen eine Pustel oder ein Geschwür entstehen läßt, „so können auch bestimmte Edelsteine, auf die Haut gebracht, den Menschen durch ihre Kraft gesund und verständig machen" (PL 1260 D). Im „Steinbuch" des Marbod von Rennes lesen wir ganz ähnlich: „Der Achat schützt gegen jedes böse Gift, selbst wenn es eine Viper verspritzt. Er stillt den Durst und heilt die Sehkraft. Er schirmt den Träger, gibt ihm Kraft und frische Farbe, und durch das Geschenk geschickter Rednergabe macht er ihn vor Gott und den Menschen wohlgefällig."

Der Amethyst (griechisch: amethystos = dem Rausche entgegenwirkend) gehört zur Gruppe der Quarzkristalle. Nach uralter Überlieferung macht dieser Stein den Fischfang ergiebig und stärkt das Wachstum der Pflanzen. Schlangen und giftiges Ungeziefer ergreifen vor ihm die Flucht. Er beruhigt bei Aufregung und Streit, mildert den Jähzorn und verwandelt Haß und Wut in Liebe und Sanftmut. Der Amethyst verleiht nach Hildegard einen schönen Teint. Flecken im Gesicht verschwinden, wenn man sie mit dem mit Speichel angefeuchteten Stein bestreicht. Auch soll man ihn in heißes Wasser legen und sein Gesicht damit waschen. „Tut man dies häufiger, so wird die Gesichtshaut zart und die Gesichtsfarbe schön." (PL 1260 A)

Der Bergkristall ist seiner Natur nach nichts anderes als hyaliner Quarz. Schon bei Isidor, aber auch bei Konrad von Megenberg finden wir die Ansicht, daß der Bergkristall, zerrieben und mit Honig vermischt, der stillenden Mutter die Milch vermehre. In Hildegards „Steinbuch" wird er bei Schilddrüsenleiden (hubo) empfohlen (PL 1263 D).

Aus dem Beryll (lateinisch: berillus = meergrüner Stein) und den aus ihm hergestellten Augengläsern entstand das Wort „Brille". Als wasserblauer Beryll begegnet uns auch der Aquamarin. „Wenn ein Mensch Giftiges gegessen oder getrunken hat, so schabe er unverzüglich ein wenig von dem Beryll in ein Quellwasser (queckbronen) und trinke dies auf der Stelle. Fünf Tage verfahre er so, indem er es einmal am Tag auf nüchternen Magen trinkt, und er wird das Gift durch Erbrechen ausspeien, oder es wird durch ihn hindurchgehen und hinten ausgeschieden werden." (PL 1252 C) Wer einen solchen Beryll bei sich hat, „ist nicht streitsüchtig (nec stridig est), sondern bleibt allezeit friedlich" (PL 1252 D).

Beim Chalzedon handelt es sich um feinkristallisierte Quarzarten, die durch Auskristallisieren der

Kieselsäure in Gebirgsspalten entstehen. „Wer sich Festigkeit und Beherztheit wünscht, um eine anständige Rede zu halten, und wer das, was er sagen will, geschickt vortragen möchte, der halte einen Chalzedon in seiner Hand und erwärme ihn mit seinem Atem so, daß er davon feucht wird. Dann lecke er mit der Zunge an ihm. Und er wird mit größerer Sicherheit zu den Menschen sprechen können." (PL 1258 A/B) Die Gabe der Beredsamkeit hatte auch Beda Venerabilis bereits im Chalzedon vermutet, wenn er von dessen brennender Liebe (ardens amore) spricht, die dann aufleuchtet im Gespräch (lucens sermone).

Die Nähe zur Haut wie auch zu „herznahen Adern" scheint Hildegard sehr wichtig zu sein. „Wenn daher ein Mensch diesen Chalzedon bei sich hat, dann trage er ihn so, daß er seine Haut berührt, ja daß er auf einer Ader der Haut liegt. Dann nimmt diese Ader und das Blut seine Wärme und seine Kraft auf, und sie geben diese Kräfte an die anderen Adern und das übrige Blut ab." (PL 1258 A)

Der Chrysolith, ein gelbgrünes Eisenmagnesiumsilikat, entsteht bei Hildegard durch die Hitze der Sonne und die Feuchtigkeit der Luft nach Mittag um die neunte Tagesstunde. Dieser Stein hat „lebentreibende Kraft" und ist heilsam bei Fiebern und Herzleiden. „Wer ihn bei sich auf dem Herzen trägt, erhält sich Wissenschaft und Kunst, die er pflegt" (PL 1256 D).

Der Chrysopras (griechisch: chrysoprasos = goldenlauchgrün) verdankt seine auffallende Farbe einer Beimischung von Nickeloxyd. Er entsteht bei Hildegard nach Sonnenaufgang, hat „nächtliche Kraft", hilft bei Gichtleiden und gegen den Zorn. „Wenn jemand gewaltig in Zorn gerät, soll der Stein so lange auf seine Kehle gelegt werden, bis er warm wird, und jener Mensch wird kein zorniges Wort mehr aussprechen können, bis sich sein Zorn ganz gelegt hat." (PL 1258 C)

Eine ganz besondere Rolle spielte in der mittelalterlichen Mythologie der Diamant (griechisch: adamas = der Unbezwingbare). Was ihn auszeichnet, ist neben seiner Härte die Brillanz seines Farbenspiels. Er besteht erstaunlicherweise aus reinem Kohlenstoff und verbrennt unter Zufuhr von Sauerstoff ohne jeden Rückstand. Seinen Glanz und sein Funkeln allerdings verdankt er erst der Schleiferei, wie sie seit dem Jahre 1456 durch den Holländer Ludwig van Berquem begründet wurde.

Schon Plinius weiß in seiner „Naturgeschichte" von dem edlen Stein zu berichten: „Das Köstlichste nicht nur unter den Edelsteinen, sondern von allen Dingen, ist der Diamant, welcher lange Zeit allein von Königen, und zwar von nur wenigen getragen wurde." (Nat. hist. 37,15) Dieser Diamant nun, „die kostbarste Freude des Reichtums, den keine andere Gewalt zerbricht", er wird nach mittelalterlicher Mythologie gespalten ausgerechnet vom Blut eines Bockes (sanguine hircine). Einzelheiten dieser überaus merkwürdigen, gleichwohl durch die Jahrhunderte weitergegebenen Geschichte berichtet der „Physiologus": „Ist auch ein Stein, Adamas genannt, denn er wird nicht mit Eisen geschnitten noch mit dem Meißel geformt, ja selbst nicht vom allverzehrenden Feuer geschmolzen, sondern allein durch das Blut des Bockes. Da dieses nun heißer ist als jegliches andere Blut, wird die Starre und Unnachgiebigkeit dieses Steines erweicht." Und so wird auch Christus, der Unüberwindliche, durch das Blut besiegt (später wird es das Blut Christi sein, das den Diamant der Sünde aufzuweichen vermag).

„Adamas, der Unbezwingliche, wird er genannt" – so lesen wir weiter im „Physiologus" –, „weil er alles bezwingt, selber aber von nichts bezwungen wird. Auch mein Herr Jesus Christus richtet ja über alle, selbst aber wird er von niemandem gerichtet. Alle nun die heiligen Propheten und Apostel, sie hatten ihren Auftrag gleich dem Diamanten, und in ihren Prüfungen gaben sie nicht nach, sondern harrten tapfer aus und wurden nicht überwunden." Und an anderer Stelle: „Der Diamant ist unser Herr Jesus Christus. Wenn du also ihn hast in deinem Herzen, o Mensch, wird dir nichts Übles jemals widerfahren." Das Bild kehrt noch einmal in dem Pseudo-Paracelsischen Traktat „Coelum philosophorum" wieder (1567), wo es heißt: „Adamas ist ein schwarz kristal, er heisst auch diamant und evax, von wegen das er freud gibt. Er ist finster und eisenfarb und am aller hertesten, er wird mit bocksblut gesolvirt, und er ist nicht grösser dan ein haselnuss." (Ed. Sudhoff XIV, 419)

In allen Märchen und Legenden wird der Diamant besungen als der Fürst unter den Steinen. Die alten Perser priesen ihn als „Berg des Lichtes". Generationen von Menschen hat er mit seinem magischen Bann Glück und noch mehr Unglück gebracht. Wer leicht außer sich gerät, soll nach Hildegard von Bingen einen Diamant in seinen Mund nehmen. „Die Wirkung dieses Steines ist so groß und kräftig, daß er Bösartigkeit und alles Böse auslöscht, welches im Menschen steckt." (PL 1261 C/D)

Als Hyazinth begegnet uns der rotgelbe Zirkon, eine Korund-Varietät. Hildegard verbindet ihn in ihrer „Physica" mit einer leidenschaftlichen Beschwörungsformel: „Wenn jemand aufgrund von Teufelswerk (phantasmata) oder magischer Worte unter der Wirkung eines Zaubers steht („bezaubert est"), sodaß er wahnsinnig (amens) wird, dann nimm ein warmes Weizenbrot und schneide es an der oberen Kruste in Kreuzesform auf, ohne es jedoch ganz durchzubrechen. Dann zieh' diesen Stein durch jenen Schnitt von oben nach unten und sprich: Gott, der dem Teufel alle Kostbarkeit der Steine (pretiositas lapidum) wegnahm, nachdem er Sein Gebot übertreten hatte, möge von dir alle schädlichen Geister und jeden Zauberbann vertreiben und dich von dem Schmerz dieses Leidens (dolor amentiae) befreien." (PL 1251 A/B)

Beim Jaspis handelt es sich um den Chalcedon, der in verschiedenen Farben vorkommt, wobei seine Gelbfärbung durch Eisen bedingt ist. Nach Hildegard entsteht er vor Sonnenaufgang, hilft bei Ohrleiden und Schnupfen wie auch bei Geburt und Kindbett (PL 1257 C). Auch bei Konrad von Megenberg hilft er den Frauen bei der Geburt und vertreibt die bösen Gesichte (phantasmata) im Schlaf. „Trägt ein Mensch den grünen Jaspis, so bleibt er vom Fieber und der Wassersucht verschont." Daß der Jaspis als ein Schutzzauber gegen die „phantasmata", die Täuschungen des Teufels wirkt, weiß auch das mittelhochdeutsche Gedicht „Das Himmlische Jerusalem" zu berichten, wo es heißt: „Der Teufel bald von dannen flieht, wenn diesen edlen Stein er sieht" (der tiuret dannen fluhet / den selben stein er scuhet). Dem Stein eigne die grüne Farbe (viridis coloris est), schreibt auch der Berner Kodex: Wer ihn bei sich habe, brauche die Nachstellungen des Teufels nicht mehr zu fürchten.

Vom Ligurius glaubte man, daß er sich aus dem Urin des Luchses bilde. Er ist demnach der einzige Edelstein, der aus tierischer Substanz entstanden sein soll. So ist es schon bei Plinius, Isidor, Marbodus, so auch bei Hildegard verzeichnet: „Will das Tier urinieren, so gräbt es mit dem Fuß ein Loch in die Erde und läßt den Urin durch dieses Loch hinein ab, und so bildet es sich und wächst der Ligurius unter Einwirkung der Sonne." In erwärmte Kuh- oder Schafsmilch gelegt, hilft er gegen Beschwerden beim Wasserlassen: „Wen Beschwerden beim Wasserlassen plagen, so daß er nicht urinieren kann, der lege den Ligurius in Kuh- oder Schafsmilch, nicht aber Ziegenmilch, einen Tag lang, nehme ihn dann am zweiten Tag heraus und erwärme die Milch, indem er sie aufkochen („welle") läßt und schlürfe sie so. In dieser Weise verfahre er fünf Tage, und das wird den Harn in ihm lösen." (PL 1263 C) Die Herkunft eines echten Edelsteins aus rein organischer Substanz ist indes immer wieder auch bezweifelt worden. So schreibt Schoppers „Edelgesteinbüchlein“: „Man habe nie befunden, daß aus dem Luchs-Harn ein Stein werde.“ Er faßt daher den Ligurius einfach als einen Bernstein auf (Augstein).

Merkwürdige Heilkräfte werden auch dem Onyx zugeschrieben: „Der Onyx ist warm und wächst um die dritte Stunde des Tages bei dichtem Gewölk, wenn die Sonne kräftig brennt, aber trotzdem Wolken vor die Sonne ziehn, so daß die Sonne wegen der Wassermassen nicht durch sie hindurchscheinen kann. Er hat nicht viel Feuchtigkeit in sich, sondern lediglich die Wärme der Luft.“ Seine Heilkräfte hat dieser Stein denn auch vor allem gegen Krankheiten, die aus der Luft entstehen (PL 1251 C). Auch hilft er bei Augenleiden, Herzbeschwerden, Magenschmerzen und Fieber. „Wer starkes Fieber hat, lege einen Onyx fünf Tage in Essig ein, nehme ihn dann wieder heraus, setze diesen Essig allen Speisen zu und würze sie mit ihm, und esse sie so. Dann wird das Fieber aufhören.“

Damit nicht genug: „Wenn du von Traurigkeit (tristitia) bedrückt bist, schaue den Onyx aufmerksam an und lege ihn bald in deinen Mund, und die Traurigkeit (oppressio mentis) wird weichen.“ (PL 1252 B) Ganz anders hört sich das bei Albertus Magnus an, der weiß: Wer den Onyx-Stein lange ansieht, bekommt Sorgen, und es wird ihm eng um die Brust, weil der Stein die Eigenschaft hat, die schwarze Galle in Bewegung zu versetzen, und dies namentlich im Kopf. Aus deren Bewegung nämlich entstehen alle jene Leiden des Trübsinns und der Schwermut.

Auch der Rubin ist seiner Herkunft nach eine Korund-Varietät, Spuren von Chromoxyd verleihen ihm seine funkelnd-rote Farbe. Bei den Indern galt er als „König der Edelsteine", als „der Sonne geweihter Stein", als „ein Blutstropfen aus dem Herzen der Mutter Erde". „Ein Rubin in goldenem Geschmeide, so ist eine gesungene Weise beim Weingelage", weiß schon das Alte Testament, und: „Eine Füllung von Gold und ein Siegel von Smaragd ist der Klang der Lieder bei köstlichem Wein." (Sir 32, 5–6) Bei Hildegard wächst er bei Mondfinsternis: „Wie eine Mondfinsternis (eclipsis lunae) ist auch der Rubin sehr selten, und seine Kraft soll mit großer Vorsicht und Sorgfalt benutzt werden." (PL 1259 A) Wolfram von Eschenbach vergleicht im „Parzifal" die Herzen edler Frauen mit dem Rubin. Wenn dieser edle Stein wirklich edel sein soll, dann nimmt er auch in ritterlichen Abenteuern eine wirkliche Läuterung vor. Er hat in der Tat eine kathartische Funktion. Dies entspricht wiederum älterer Tradition, wonach der Rubin sich im Feuer erst makellos durchfärbt (so noch im „Prüler Steinbuch").

Der Saphir ist ein durchsichtig blauer Edelstein. Griechen und Römer verstanden darunter den Lapislazuli. Bei Albertus Magnus ist der Saphir der heiterste aller Edelsteine. Er ist von der Farbe des Himmels. „Er macht den Geist frei und beglückt das betrübte Herz." Wie ein träumendes Feenauge schaut er uns an, und er verscheucht all unsere Schwermut mit seinem sanften Glanz. So galt denn auch seit jeher gerade dieser Stein als heiliger Stein, der die ätherischen

Kräfte der Luft empfindet und mit den himmlischen Kräften in Einklang bringt. Und so hat ihn auch Theodor Körner noch empfunden, wenn er dichtet: „In glühendem Schmerz / kühlt er die Herzen. / Drum sorgenfrei / fest und treu / trag' ihn am Herzen."

Besonders reichhaltig ist die Kraftentfaltung des Saphirs bei der heiligen Hildegard. Hier erscheint er zunächst als Symbol für die Jungfräulichkeit (virginitas ut saphirus). Auch Honorius Augustodunensis schrieb in seinem Kommentar zum „Hohenlied", daß der Saphir dem heiteren Himmel gleich sei und daß er die Höhe des Himmlischen (sublimitas coelestium) bezeichne (PL 172, 441 D). Und so soll der Saphir den Menschen sicher durch das Labyrinth des Lebens führen. Er soll Gesundheit, Klarheit des Geistes und Frieden der Seele verleihen und wird darum auch getragen als Unterpfand der Treue. Nicht zuletzt steht er für „die volle Liebe zur Weisheit" (plenam caritatem sapientiae) (PL 1253 B).

Und so hilft er nicht nur bei Augenrötung, sondern auch gegen die Dummheit und in besonders tröstlicher Weise gegen die Leidenschaften der Liebe. Wenn nämlich der Teufel einen Mann in Liebe zu einer Frau aufreizt, „so daß er aus lauter Liebe verrückt zu werden beginnt, sie aber nicht in gleicher Weise Zuneigung empfindet, ihr diese Liebe vielmehr lästig wird, dann soll sie dreimal Wein über den Saphir gießen und dabei sprechen: Ich gieße diesen Wein mit seinen brennenden Kräften über dich, so wie Gott dir, du überheblicher Engel, deinen Glanz genommen hat, damit du so die Liebe der brennenden Leidenschaft dieses Mannes von mir nimmst!" Dann muß sie den Verliebten dazu bringen, diesen Wein drei Tage hintereinander zu trinken. Der Liebesbrand wird daraufhin weichen, und er wird die Liebe los sein. Dies gilt auch für eine Frau, wenn sie in Liebe zu einem Mann entflammt und dies ihm lästig wird; er soll in gleicher Weise mit Wein und Saphir (cum vino et sapphiro) verfahren, und mit ihrer brennenden Liebe wird es aus sein (PL 1254 B/C).

Bleiben bei einer Schwangeren die Wehen aus, so hilft der Sarder. Der Sarder – weiß die „Physica" – wächst nach der Mittagszeit bei starken Regengüssen, „wenn die Blätter der Bäume absterben, in der Herbstzeit also. Dann nämlich, wenn die Sonne sehr warm ist und die Luft kalt ist und die Sonne ihn in seiner Röte wärmt." Und nun das Rezept: „Wenn eine Frau nicht niederkommen kann, streiche sie den Sarder über ihre Geschlechtsteile und soll sprechen: Wie du, Stein, auf Gottes Geheiß hin am ersten Engel erglänzest, so tritt du, Kind, hervor, als Mensch erglänzend und in Gott weilend! Dabei halte man den Stein an den Geburtsweg und spreche: Öffnet euch, ihr Wege, und du Pforte, um jener Erscheinung willen, da Christus als Gott und Mensch erschienen ist und die Riegel der Unterwelt geöffnet hat. So sollst auch du, o Kind, bei dieser Pforte hinausgehen, ohne zu sterben oder deiner Mutter den Tod zu bringen." (PL 1255 A/B)

Als Schutzmittel gegen eine Fehlgeburt gilt der Sardonyx, das sind Karneole mit verschiedenen farbigen Lagen, vor allem Weiß und Rot. „Den fünf Sinnen teilt er gewisse eigene Kräfte zu und ist für sie eine

Art Heilmittel, weil er aus der Sonnenreinheit geboren wird." (PL 1252 D) Daher dient er auch als Schutzmittel gegen allzu starke erotische Sinnlichkeit (PL 1253 A).

Eine ganz besondere Rolle in der mittelalterlichen Edelstein-Literatur spielt der Smaragd. Er gehört zur Gruppe der Berylle und besteht aus Kieselsäure, Tonerde und Beryllerde. Seine Farbe erhält er vom Chromoxyd. Bekannt ist der Smaragd schon bei Herodot, Theophrast und Aristoteles. Plinius weiß ihn zu rühmen: „Wir lieben das Grün der Büsche und Bäume, aber das Vergnügen daran ist nicht zu vergleichen mit dem, was wir beim Betrachten des Smaragds empfinden; denn kein anderes Grün ist so angenehm." Davon weiß auch Bartholomäus Anglicus noch im 13. Jahrhundert zu berichten, wenn er schreibt: „Der Smaragd ist ein edler Stein, und seine Farbe ist grün wie der kühle Grund des Meeres bei strahlendem Himmel und sonnigem Wetter. Er ist einer der besten unter den edlen Steinen und der würdigste, eine königliche Hand zu zieren."

Hoffenden Müttern bringt er Glück, und er erleichtert die Geburt. Er ist der Stein der Freundschaft und der Harmonie, schützt vor Streit und macht friedfertig. Der Smaragd stärkt das Gedächtnis, beseitigt Vergeßlichkeit und verleiht Beredsamkeit. Liebende schenken sich einen Smaragd und versprechen sich damit ewige Treue. In der Ehe erhält dieser Stein die Einigkeit der Gatten und verleiht ihnen Gesundheit und Jugendfrische. Zerrieben und mit attischem Honig vermischt, hilft er nach Aetios von Amida bei Augenleiden und Elephantiasis, wird auch empfohlen als blutstillendes Mittel. Darüber hinaus heilt er Schwächeanfälle und Fallsucht sowie das Dreitagefieber.

Ganz ähnlich schreibt Hildegard: „Der Smaragd wächst frühmorgens bei Sonnenaufgang, wenn die Sonne beherrschend auf ihrer Bahn einsetzt, ihren Lauf zu vollenden und wenn die Grüne der Erde und der Gräser am kräftigsten ist. Und dann saugen die Kräuter die Grüne (viriditas) so kräftig ein wie ein Lamm, das seine Milch saugt, so daß die Hitze des Tages kaum hinreicht, die Grünkraft dieses Tages so weit zu reifen und zu nähren, daß sie fähig wird, Frucht hervorzubringen." (PL 1249 B) Auf der Basis dieser naturhaften Genese, vor allem mittels der Sonne und der Grünkraft der Erde, wird dann auch die Heilkraft in diesem Edelstein gesucht. Er hilft vor allem bei Herzschmerzen und Magenleiden, ist aber auch ein Heilmittel gegen Würmer: „Wenn jemand Würmer hat, die an ihm zehren, so lege er ein Leintuch über das Geschwür und binde darauf den Smaragd und darüber weitere Tüchlein, so wie jemand das tut, der eine entzündete Geschwulst zum Aufbrechen bringen will. Das soll er tun, damit der Stein auf diese Weise erwärmt werde. Drei Tage lang soll er so verfahren, und die Würmer werden sterben."

Bei epileptischen Anfällen soll ein Smaragd in den Mund genommen werden, worauf der Kranke wieder aufsteht. Hier kommt jener magische Einschlag der zeitgenössischen Naturkunde zum Ausdruck, der mit Hildegards Weltverständnis nur wenig zu tun hat. Nachvollziehbar ist heute allenfalls noch die Beschwörungsformel, die der Fallsüchtige aussprechen soll, sobald er den Stein wieder aus dem Mund genommen hat. Dann nämlich soll er den Smaragd aufmerksam anschauen und sprechen: „Wie der Geist des Herrn den Erdkreis erfüllt hat, so erfülle er das Haus meines Leibes mit Seiner Gnade, auf daß es niemals mehr erschüttert werden kann." (PL 1249 C)

Bleiben wir lieber bei der Symbolkraft des Steines. Für Goethe noch galt der Smaragd als „ein wahrer Augentrost". Denn – so in den „Wahlverwandtschaften" – „wenn der Smaragd durch seine herrliche Farbe dem Gesicht wohltut, ja sogar Heilkräfte an diesem edlen Sinn ausübt, so wirkt die unendliche Schönheit noch mit viel größerer Gewalt auf den äußern und innern Sinn. Wer sie erblickt, den kann nichts Übles anwehn; er fühlt sich mit sich selbst und mit der Welt in Übereinstimmung." (Artemis-Ausg. 9, 53) Und so kann Goethe denn auch – mit „Faust I" beherzt bekennen: Nur „der Smaragd allein verdient, daß er an deinem Herzen grünt".

Der Topas schließlich ist seiner Substanz nach ein Aluminiumsilikat, das etwa 17 % Fluor enthält. Nach Hildegard wächst er um die neunte Stunde des Tages im Sonnenbrand. Dann nämlich sei die Sonne in der Hitze des Tages am reinsten (PL 1255 B). Bei Konrad von Megenberg hilft der Stein sehr spezifisch bei Hämorrhoiden: „Der Stein hilft den Afteradern, die zu der Mistpforte nieder gehen." Bei Hildegard ist er ganz allgemein und wieder unter Einsatz einer feierlichen Beschwörungsformel hilfreich: „Drücke allmorgendlich den Topas auf dein Herz und sprich:

Gott, der über alles und über allem herrlich ist, verwerfe mich nicht bei Seiner hohen Ehre, sondern erhalte, stärke und gründe mich auf Seinem Segen." (PL 1256 B)

Soviel zu den Eigenschaften und Wirkungen, die man den Edelsteinen in den berühmten Steinbüchern des Mittelalters zuschrieb und die uns nicht nur die hohe Anerkennung und den vielfältigen Gebrauch der Edelsteine vor Augen führen, sondern auch die symbolische Verbindung der Edelsteine mit Gottes Macht. Davon soll im folgenden die Rede sein.

2. Edles Geschmeide im Wandel der Zeiten

Wenn bei Hildegard vom Gebrauch der Steine die Rede ist, dann denkt sie nicht nur an dekorative Zutaten, wie sie eine Kulturgeschichte der Edelsteine in Hülle und Fülle zu bieten hätte. Sie greift vielmehr auf den ursprünglichen Adel der Steine im Urstand zurück und sieht nicht zuletzt im Bild des Menschen selber ein überaus erlesenes Schmuckstück. „Denn wie ein Künstler seinem vorliegenden Werkstück die Edelsteine sorgfältig einfügt, so vollendet auch Gott im Menschen das gute Werk, auf daß es wiederum werde zu einem in sich vollendeten Schmuckstück." (LDO V, 49)

Lohnend ist allerdings auch ein Blick auf den ganz banalen Gebrauch der edlen Gesteine. Deshalb hierzu ein kurzer Exkurs in die Kulturgeschichte der Edelsteine:

Zu den kostbarsten Dingen, die unser Gemüt berühren, unseren Geist erregen, unser Interesse finden, gehören Gold und Geschmeide und edle Steine. Alle die so schönen Dinge rühren freilich nur von außen unsere Saiten an, wir selber machen die Melodie daraus.

Schönes und Wertvolles ist bei allen Völkern und zu allen Zeiten gestaltet und gesammelt worden, und das seit Jahrtausenden. Man denke nur an das kostbar ausgestattete Grab des altägyptischen Pharao Tutench-Amun (um 1400 v. Chr.), dessen Arm allein dreizehn Reifen aus Gold und Lapislazuli schmückten, darunter drei mit dem berühmten Skarabäus, dem heiligen Käfer als dem Symbol der Sonne und des Lebens und der Gesundheit. Nicht genug bewundern kann man in einer solchen Galerie der Schätze auch das Abzeichen des Ordens vom Goldenen Vlies, den Herzog Philipp der Gute im Jahre 1427 bei seiner Hochzeit mit Isabell von Portugal „zur Verherrlichung der ritterlichen Tugenden“ gründete, ein Schmuckstück, das ganz und gar besteht aus orientalischem Granat, aus Brillanten, Rubinen, Almandinen, gefaßt in Gold und vergoldetem Silber. Einen Blumenstrauß aus Edelsteinen schenkte Maria Theresia, die Tochter Kaiser Karls VI., ihrem Bräutigam, dem Herzog Franz von Lothringen.

Die herrlichsten Steine aber schmücken wohl das Lotharkeuz, das dem ausgehenden 10. Jahrhundert entstammt und in der Schatzkammer der Kaiserpfalz zu Aachen aufbewahrt wird. Und auch die Edwards-Krone, die noch Elizabeth II. bei ihrer Krönung trug, ist besetzt mit nicht weniger als 440 edlen Steinen.

Ein wahres Brillantfeuerwerk bilden das sagenhafte „Diamanten-Collier in rosé" (heute im Musée Condé in Chantilly). Unvergeßlich wird auch die „Reichskrone" bleiben, zur Krönung Ottos I. im Kloster Reichenau angefertigt, mit Goldfiligran, Perlen und edelsten Steinen (heute aufbewahrt in der Wiener Schatzkammer). Nie vergessen werde ich persönlich die Pala d'Oro im Markusdom zu Venedig, jene herrliche Tafelwand aus Email, Gold und Silber, besetzt mit über 2000 Edelsteinen.

Bei aller äußeren Bewunderung aber kommt noch etwas anderes hinzu, das mir ganz entscheidend zu sein scheint. Um das einzelne Schöne kristallisiert sich nämlich – wie Nietzsche bemerkt hat – „eine ganze Fülle anderer und anderswoher stammender Vollkommenheiten" (Ausgabe Schlechta, Bd. III, S. 576). Das Schöne zieht unwillkürlich an, macht uns staunen, verführt auch: Schönheit will ja nichts anderes als uns zum Dasein verführen, zum Bleiben, zum Verweilen auch in langer Weile, einfach zum Da-Sein. Nicht von ungefähr scheint „schön" verwandt mit „skauni", „schauenswert". Schön ist alles, was klar und hell und rein ist, blank und sauber und glänzend, wohlgestaltet und damit auch gesund, alles das auch, was schimmert und leuchtet – und „selig scheint es in ihm selbst".

In einem obskuren Bändchen über „Die okkulte Bedeutung der Edelsteine" (1922) stehen in der „Vorrede" so schöne Sätze wie: „Die Erde, die Allmutter, der wir alle entsprossen, birgt in ihrem fruchtbaren Schoße deren Geheimnisse gar viele. Aus ihr stammt und kommt alles Leben. Sie trägt Geschlecht nach Geschlecht von Mensch und Tieren, sie bringt Bäume und Blumen, Gras und Kräuter hervor. Ihrem heiligen Schoße entströmen die Gewässer. Und in der Erde auch ruhen die rauhen Felsen, die arbeitsamen Metalle – und der Schmuck, die Zier von Gerät und Gewändern –: der köstliche Edelstein!" Solange der Stein im Inneren der Erde geborgen ist, sind seine Kräfte gebunden. Gelangt er jedoch in die Hand des Menschen, so entwickeln sich die Kräfte dieses edlen Gesteins.

Ein mittelalterliches Steinbuch, genannt „Lithika", wird sinnigerweise dem Sänger Orpheus zugeschrieben, dem sich durch sein Saitenspiel die wildesten Tiere zu Füßen legten und der selbst die leblosen Steine rührte, sobald er seine Gesänge zur Harfe anstimmte. Er soll gesungen haben: „Unter den Kräutern findest du nützliche und schädliche, aber unter den Steinen wird man schwerlich etwas Schädliches finden."

Durch alle „Märchen aus 1001 Nacht" sehen wir sie schimmern, die Perlen und Juwelen und all den edlen Schmuck. Am schönsten aber scheint die abenteuerliche „Geschichte des Juweliers Hasan von Basra" zu sein: wie er auf der Dachterrasse des Schlosses jenen Pavillon fand, der auf goldenen Säulen ruhte, und darin einen Ruheplatz, kunstvoll ausgelegt mit Edelsteinen aller Art, mit Hyazinthen, Smaragden, Rubinen und anderen Juwelen, mit Perlen auch, „deren jede so groß war wie ein Taubenei". Und als Hasan dann endlich seine verzauberte Prinzessin findet, da spricht er verzückt diese Verse: „Auf deinem Antlitz ruht der Schönheit Strahlenschein. / Ich seh' in meinem Aug' der Bilder allerschönstes: / Die Hälfte ist Rubin, ein Drittel Edelstein; / ein Fünftel ist aus Moschus, Ambra ist ein Sechstel. / Die Perle, der du gleichst, ist nicht an Glanz so reich. / O schönste Zier der Welt, o höchstes Ziel der Wünsche/ wen läßt die Schönheit deines Antlitz' ruhn?"

Und im Hintergrund und als Untergrund fungiert immer das Gold – Gold glänzt nicht zuletzt durch seine Beständigkeit bei ungewöhnlicher Dehnbarkeit. Aus einem Gramm Feingold kann man einen zwei Kilometer langen spinnwebfeinen Faden ziehen; aus einem Kilo Gold lassen sich 4000 quadratzentimetergroße Plättchen schlagen (Spuren davon schwimmen noch spür- und schmeckbar im „Danziger Goldwasser"). Der Schmelzpunkt des Goldes liegt bei etwa 1000 Grad Celsius. Und erst das berühmte „Königswasser" (drei Teile Salzsäure, ein Teil Salpetersäure) löst Gold auf; es entsteht das Goldchlorid, das wiederum vielfach Verwendung findet.

Allein aus der Zeit der Gotik sind uns rund 5000 Goldschmiedearbeiten erhalten geblieben; Experten schätzen, daß dies nicht einmal ein Prozent des Gesamtbestandes darstelle. Goldschmiede organisierten sich damals in eigenen Zünften, denen sich auch die Juweliere anschlossen. Sie hatten einen eigenen Schutzpatron, den heiligen Eligius. Goldschmiedeordnungen regelten die Arbeitszeiten, die Preise und den Handel. In Rechnungsbüchern sind oft aufwendige Reparaturen an Monstranzen und Meßkelchen verzeichnet, aber auch an Waffen oder Pferdegeschirren und unnötigem Schmuck: „Eure Sporen und Zügel glitzern von Juwelen und erregen die Gier eurer Feinde", warnte schon Bernhard von Clairvaux die Kreuzritter.

Keine Stadt war damals zu denken ohne die Goldschmiede, die in der Regel auch Pfandleiher waren und oftmals auch die Ratsherren der Stadt. So gab es in Köln um das Jahr 1400 etwa 100 Meister gleichzeitig, in Lübeck ständig 22, die in offenen Werkstätten zur Straße hin alles bearbeiteten, was das Herz begehrte und der Kunde bezahlen konnte. Sie gravierten Ornamente in silberne Platten, stachen Siegelstempel in die Wappen, setzten Edelsteine in die Fassungen der Ringe und überschmolzen geschnittene Reliefs mit leuchtendem Email. Und auf den Borden der Werkstatt fanden sich reichlich Spangen, Gürtel und Bänder, Knöpfe und Anhänger und zahlreiche Becher und Pokale.

Hans Sachs schrieb das Gedicht „Der Goldschmid" (1568): „Ich goldtschmidt mach köstlich Ding / Sigel und gülden petschafft Ring / köstlich geheng und Kleinot rein / Versetzet mit Edlem gestein / Güldin Ketten Halß und Arm band / Scheuren und Becher mancher hand / Auch von silber Schüssel und Schaln / Wer mir's gutwillig thut bezahln."

So ging es durch die Jahrhunderte. Noch im zweiten Teil des „Faust" wird das Ehrengeschenk für Helena von Lynkeus begeistert geschildert: „Und Haufen Goldes waren mein, / am herrlichsten der Edelstein: / Nun der Smaragd allein verdient, / daß er an deinem Herzen grünt. // Nun schwanke zwischen Ohr und Muschel / das Tropfenei aus Meeresgrund! / Rubinen werden gar verscheucht, / das Wangenrot sie niederbleicht" (Artemis-Ausg. 5, 435). Die Schönheit selber aber offenbart sich hier im „Kampf gegen Gold und Perlen und Edelgestein" (5, 412).

Vermutlich aber ist es gerade der harmonische Zusammenklang der verschiedensten Materialien, der die Farbigkeit und die Leuchtkraft all der Schmuckstücke ausmacht: Wie variabel wird dies alles durch Sticheln und Punzeln, durch die banale Verlötung, durch Walzen und Glühen, durch all diese Bindungen und Verkettungen in geradezu architektonischer Kunstfertigkeit! Man denke nur an den „Codex Aureus" und andere Prachtstücke der Karolingischen Goldschmiedekunst!

Ein ganz neues, besonders faszinierendes Kapitel müßten wir aufschlagen, wollten wir nun auch noch all den edlen Steinen nachgehen, die Wolfram von Eschenbach in seinem „Parzifal" (Buch XVI) bemüht hat: insgesamt 48 Steine, angeführt vom Karfunkel, dem „anthrax", den Wolfram besonders liebte. Manche Steine, so lesen wir da, verliehen eine heitere Hochstimmung (hôhen muot). Die Eigenschaften anderer Steine brachten Heilung und Wohlbefinden: „Wer's mit Kennerschaft erprobte, / fand viel Wirkungskraft bei ihnen."

Solche Töne klingen noch nach in einem alten Buch „Der Juwelen Heimat in Kunst und Natur", wo zu lesen steht: „Korallen besitzen besondere sympathetische Kräfte, so daß sie, um den Hals getragen, erblassen, wenn ihr Träger krank und leidend wird. Bessert sich das Befinden, so kehrt allmählich die ursprüngliche Färbung der Koralle zurück."

Im „Parzifal" hören wir aber auch – und das ist wiederum höchst charakteristisch für unsere Thematik –, daß alle menschlichen Heilungsbemühungen fruchtlos blieben ohne jene Gnade Gottes, wie sie uns im Gefunkel der Edelsteine so sinnfällig wie sinnenfreudig vor Augen tritt.

Soweit eine Auswahl aus Weisheiten der Volksmedizin und aus dem magischen Schatzkämmerlein älterer Zeiten! Wie anders aber spricht Hildegard über Edelsteine, wenn wir uns nunmehr ihren eigenen echten Schriften zuwenden.

3. Im Schmuck der Tugenden

Tugenden begleiten den sittlichen Werdegang eines Menschen von frühester Kindheit bis ins hohe Alter. Sinnträchtiges Inbild für die verschiedensten Tugendkräfte (virtutes) sind bei Hildegard von Bingen ausgerechnet die Edelsteine. Mit all ihren Kräften, schreibt die Seherin, hält die Seele des Menschen Werke fest, „und sie hält ihn an, sich am Guten zu erfreuen und über das Schlechte zu trauern und umgibt ihn so mit guten Taten und reichen Tugenden wie mit Perlen und edlem Gestein" (LDO IV, 86).

In ihrer „Kosmos-Schrift" vergleicht Hildegard sogar die Gezeiten der Erde mit den Lebensstadien des Menschen und schreibt: „Ein Mensch, der in Kindheit, Reife und Alter glücklich das Gute getan hat, dessen Seele steigt mit diesen Werken erstrahlend und wie mit herrlichen Edelsteinen geschmückt zu Gott empor. Und der Leib, durch den sie dies alles gewirkt hat, kann es kaum erwarten, daß sie zusammenkommen in der Wohnung der Freude." (LDO IV, 78)

Wie nun der Mensch dies alles zur Vollendung führen soll, dies wird uns in einem eigenen Kapitel gezeigt, in dem wir die Tugendkräfte im Menschen im einzelnen auftreten sehen, geschmückt wiederum mit edlem Geschmeide. Und so baut denn auch die Seele zeit ihres Lebens am Zelt ihres Leibes: „Sein Fundament ist kostbarer Topas, die Mauern glänzen von lauter Edelsteinen." (PL 415 C)

Hildegard führt in der Folge ihren Reigen der Tugenden auf, in einer bestimmten Reihenfolge („Ordo virtutum"). Alle Tugendkräfte haben irgendeinen Bezug zum Edelstein. Die Seelen der Heiligen erscheinen zunächst in einer „weißen Wolke" über der Schulter des „Vir Deus", jenes gewaltigen Mannes, der in die Weltenräume schaut und ihre Richtungen lenkt. „An einem noch geheimgehaltenen Ort dieser Wolke waren zahlreiche Seelen von Heiligen verborgen, gleichsam versunken im Spiegel dieser geheimnisvollen Verborgenheit und geschmückt mit lauter Edelsteinen und jeder Art von kostbarem Geschmeide." (LVM II, 2)

Da erblicken wir als erste Tugend die Gestalt der „Genügsamkeit", die zu sprechen weiß: „Ich sitze über den Sternen, weil mir alle Gottesgaben genügen"; ich küsse die Sonne, umarme den Mond und begrüße die Sterne. „Und weil ich Barmherzigkeit aufbringe für alles, ist mein Gewand aus weißer Seide, und weil ich milde gesonnen bin in allen Angelegenheiten, wo es um die Lebensbedürfnisse geht, ist mein Kleid mit kostbaren Edelsteinen geschmückt." (LVM V, 13) Eng mit der „Genügsamkeit" verbunden erscheint die „Demut". Sie trägt eine goldene Krone, „die in reichem Schmucke grüner und roter Edelsteine und weißer Perlen funkelt“ (Sc III, 8). Diese Krone steht für „die kostbare, hellstrahlende Inkarnation des Erlösers“. Der Schmuck der Edelsteine besagt, „daß sie fruchtbar ward in der Grüne Seiner Lehre“. Alles das schmückt auch die Kirche „und erleuchtet sie, wie Edelsteine ihrer Fassung hellen, zierenden Glanz verleihen“ (Sc III, 8).

Im Gefolge der „Demut“ treten alsdann und nicht von ungefähr „die Gehorsamen“ auf. „Diese Seligen trugen auf ihren Häuptern Kronen, geschmückt mit edelstem Hyazinth, und mit Schuhen waren sie angetan, die mit kostbarsten Edelsteinen auf feinste geziert waren.“ (LVM VI, 32) Auch hier wieder die Begründung: „Weil sie auf dem rechtmäßigen Pfade eines geistlichen Lebenswandels Beständigkeit gezeigt hatten, waren sie mit Schuhen bekleidet, die aufs feinste mit kostbaren Edelsteinen geschmückt waren.“ (LVM VI, 33) Den gleichen beständigen Gehorsam legen auch jene Schüler an den Tag, die „in rechter Unterwürfigkeit wie mit Gold und in ihren guten Handlungen wie mit Edelsteinen geschmückt sind“ (LVM V, 93). Denn: „Wenn ein Mensch den Eigensinn seines Wollens aufgibt, kauft er sich gleichsam einen kostbaren Edelstein und hängt ihn sich an seine Brust.“ Und so ist der Mensch, schließt Hildegard, „durch seinen Lobpreis (laus) engelhaft, durch sein heiligmäßiges Tun (opus) aber Mensch. Als Ganzes ist er das volle Werk Gottes (plenum opus Dei), da im Rühmen wie im Wirken die Wunder Gottes alle an diesem Menschen zur Vollendung kommen.“ (LVM V, 96)

Am Ende der Zeiten aber erblickt die Seherin Hildegardis abermals die Gestalt der „Weisheit“, eine hohe Erscheinung, „deren Gesicht und Füße von einem solchen Glanz erstrahlten, daß dieser Glanz meine Augen blendete. Sie trug ein Kleid aus weißer Seide, darüber einen Mantel in grüner Farbe. Dieser war mit verschiedensten Edelsteinen reich geschmückt. An den Ohren trug sie ein Gehänge, auf die Brust fiel ein Halsband, an den Armen hatte sie Ringe, und alles war aus purem Gold und mit edlem Gestein verziert.“ (LDO IX 1) Der Schmuck der Weisheit aber deutet hin auf die Vielfalt und den Reichtum der Schöpfungsordnung. „Wollte Gott doch den Menschen zurückführen in die Seligkeit des Himmels: Ihm stellte Er, wie Er will, in wundervollen Gestaltungen alles entsprechend vor Augen, was auch immer in himmlischen wie in irdischen Bereichen existiert“ (LDO IX, 2).

Und so ist auch der Mensch, wenn er Gottes Gebote erfüllt, gleichsam „das strahlendweiße liebliche Gewand der Weisheit“. Im grünen Kleid trägt er „das lebendige Grün der Werke“. Ein Schmuckstück hängt an seinen Ohren, wenn er üblen Einflüsterungen sein Ohr verschließt. Ein goldenes Halsband fällt auf seine Brust, wenn er unstatthaftes Begehren abweist. Und den goldenen Armring, reich mit Edelsteinen verziert, erhält er, wenn er sich gegen die Sünde mutig verteidigt. „Und mit seinen guten Werken führt der gläubige Mensch dies alles zur Vollendung.“ (LDO IX, 2) Weisheit im ganzen ist ja der edle Stein, der das Goldene ziert (LVM IV, 37: lapis, qui aurum ornat).

Nicht von ungefähr erscheint auch im Schoß der reifenden Kirche die „Sapientia“, diesmal als ein „Mägdelein“, umstanden von vielen Menschen, und sie erscheint „leuchtender als die Sonne, wunderbar geschmückt mit Gold und Edelsteinen“ (Sc II, 5). Der „lichte Chor“ aber, der sie umgibt, ist „strahlender als die Sonne, wunderbar geschmückt mit Gold und Edelsteinen; denn heller leuchtet ihre Herrlichkeit vor Gott als die Sonne auf Erden, weil sie sich selbst mit Füßen treten und dadurch mannhaft den Tod besiegen. Deshalb erscheinen sie auch im wunderbaren Schmuck der höchsten Weisheit.“ (SC II, 5)

Weiter heißt es in „Wisse die Wege“ von der Weisheit: „Mit einer goldenen Tunika war sie bekleidet, und in dieser lief ein Band von der Brust herab bis zu den Füßen, geschmückt mit kostbaren Gemmen in grüner, weißer, roter und goldener, von Purpurlicht durchschimmernder Farbe.“ (Sc III, 9). Und so offenbart sich uns „das Wirken der Weisheit wie der Glanz reinsten Goldes“ (SC III, 9).

Mit der Weisheit aufs innigste verbunden erscheint die schwesterliche Gestalt der „Liebe“. Am Ende der Zeiten sieht die Seherin Hildegardis sie in ihrer besonderen Schönheit erscheinen: „Ich sah sie jetzt in einem anderen Schmuck, als sie mir früher erschienen war. Ihr Gesicht leuchtete wie die Sonne, ihre Kleider glänzten wie Purpur. Um den Hals geschlungen trug sie ein gülden Band, mit köstlichen Edelsteinen geschmückt. Sie hatte Schuhe an, die Blitzesleuchten ausstrahlten.“ (LDO X, 1)

In einem gesonderten Kapitel weist Hildegard darauf hin, warum die Gestalt der Liebe so kostbar geschmückt ist: Die Liebe darf sich zunächst einmal in so überaus schöner Form zeigen, weil sie ein Spiegel von Gottes strahlender Herrlichkeit ist. Aber ihr Schmuck soll Sinnbild für die Tugendkräfte des Menschen sein. „Denn auch die Tugenden, die im Menschen am Werke sind, zeigen die Liebe wie mit Geschmeide geziert, da alles Gute rein aus Liebe geschieht." Das Purpurgewand weist darauf hin, daß sich auch der Mensch aus dem „Herzen der Barmherzigkeit" ein Kleid machen soll. Das Halsband mit Edelsteinen ist ein Hinweis darauf, daß sich der Mensch das Joch des Gehorsams auflegen soll. „Mit Schuhen, die wie Blitze ihre Schönheit ausstrahlen, ist sie angezogen, auf daß alle Wege des Menschen im Lichte der Wahrheit lägen, damit der Mensch den Spuren Christi folge und anderen in Treue ein Beispiel biete." (LDO X, 3)

Am Ende von „Wisse die Wege" erscheint die Liebe noch einmal: „hyazinthfarbig wie tiefblaue Luft". In ihr Gewand verwoben sind „zwei Streifen im unschätzbaren Schmuck von Gold und Edelsteinen" (Sc III, 8): „Wie der Glanz des Hyazinths auf seine Fassung überstrahlt, so erleuchtete der Sohn Gottes durch Seine heilige Menschwerdung die gläubig gesinnten Menschen." Und „wie Edelsteine leuchteten aus den Streifen ihres Gewandes die Werke der Gerechtigkeit" (Sc III, 8).

„Und so ist die Liebe der Schmuck der Werke Gottes, wie auch der Ring durch einen Edelstein geschmückt wird." Wie es der Edelstein ist, der einem kunstvoll gefertigten Ring erst seinen eigentlichen Zauber und seine Schönheit verleiht, so ist die Liebe die Zier der Werke Gottes (ornatrix operum Dei) (LDO VIII,3). Die Liebe gilt Hildegard als der schönste Edelstein der Schöpfung.

Viertes Kapitel
Sinn-Bilder im Stein

❖

1. Der Edelstein in der Heilsgeschichte

Über unserem Blick in die Gefilde der Seligen haben wir – so scheint es – nach und nach den Boden unter den Füßen verloren. Und doch werden wir immer wieder zurückgeführt auf den steinernen Ursprung und daran erinnert, daß es nur die eine Wirklichkeit gibt, in die wir gespannt sind zwischen Stern und Stein. Und man mag den Stein drehen und wenden, in jeder Situation unseres Alltags wird er einen anderen Klang annehmen, eine neue Perspektive eröffnen auf die Schönheiten der Welt, die uns verweisen auf den Schöpfergott.

Dies gilt abermals, wenn wir auf die Verklärung des Schmuckes im Verlaufe der Heilsgeschichte zurückkommen, wie sie uns Hildegard von Bingen zu erklären versucht. Denn „Gott zeigte im Schmuck und in allen Zeichen des Firmaments uns Menschen das Himmlische. Im Spiegel des Glaubens sollten wir Seine Wunder erkennen. Könnten wir nämlich solche Schönheiten nicht schauen, so wäre unser Erkennen blind." (LDO IX, 8)

In einer geradezu eschatologisch durchgeprägten Lithologie, besser noch: Litho-Theologie, finden wir denn auch den Adel der Steine in der biblischen Tradition: Wir finden ihn als exemplarischen Befund der realen Schöpfungswelt wie auch als Gegenstand der Welterschließung – und dies im Alten wie im Neuen Bund.

Im „Buch Exodus" bereits war uns das Pektorale, der Brustschild des Hohepriesters, eindrucksvoll beschrieben worden. Er sollte besetzt sein mit drei jeweils verschiedenen Steinen in vier Reihen: „Die erste Reihe enthalte einen Sarder, einen Topas und einen Smaragd, die zweite Reihe einen Rubin, einen Saphir und den Jaspis, die dritte einen Hyazinth, den Achat und einen Amethyst, die vierte Reihe einen Chrysolith, einen Karneol und den Onyx. In einem Geflecht von Gold sollen sie eingesetzt werden. Entsprechend den Namen der Söhne Israels müssen es zwölf Steine sein." (Ex 28, 16–21)

Alle die alten ehrwürdigen Geschichten um Gold und edles Gestein fassen gleichsam das im Spiegel der Natur geschaute Selbst, sind aber auch Gleichnis für das Schicksal der Menschheit bis zum Ende der Welt. Aus reinem Gold und edelsten Steinen steht uns dann am Ende der Zeiten auch das Himmlische Jerusalem vor Augen. Der Baustoff seiner Mauern ist Jaspis, seine Grundsteine aber sind jene Edelsteine aus dem Brustschild des Aaron. „Und die zwölf Tore sind zwölf Perlen. Und die Straßen sind lauteres Gold wie durchsichtiges Glas." (Apok 21, 19–21)

„In die Stadt hinein aber ergossen sich vom Thron des Lammes die Wasser des Lebens wie ein gewaltiger Strom: glänzend wie ein Kristall. Daneben stand der Baum des Lebens, der zwölf Früchte trägt. Jeden

Monat spendet er seine Frucht. Und die Blätter des Baumes, sie dienen zur Heilung der Völker." (Apok 21/22)

„Und ich sah das Neue Jerusalem herabsteigen vom Himmel, geschmückt wie eine Braut", geschmückt „vom Golde der Liebe und den Edelsteinen der Weisheit". So lesen wir nun auch in den Visionen der Hildegard von Bingen.

Gegen das Ende der Zeiten läßt die Seherin den Menschensohn noch einmal zu seinem Vater sprechen, läßt ihn gleichsam den Ablauf der Heilsgeschichte wie folgt rekapitulieren: „Im Ursprung, da war die Erde noch voll einer prallen Grünkraft. In der mittleren Zeit erblühten die Blumen. Dann aber ging die grünende Lebensfrische zurück." Noch ist die goldene Zahl nicht voll, die Fülle der Zeit nicht erreicht. Und doch ist der Menschensohn darauf bedacht, daß die Fülle, die im Ursprung geschaffen, nicht dahinwelke. Und so erinnert er den Vater: „Lag es doch damals in Deinem Sinn, daß Dein Auge niemals ruhen würde, bis daß Du Meinen Leib erblicktest voll von Edelsteinen." (LDO X, 8)

Das gewaltige Drama des Heiles wird nun noch einmal im einzelnen erläutert: „Im Anfang, vor Einbruch der Sintflut, besaß die Erde eine solche grünende Lebenskraft, daß sie ihre Früchte ohne Menschenmühe hervorbrachte." Dann aber ergab sich die Menschheit mehr und mehr den irdischen Gelüsten. „Nach der Flut aber" – im mittleren Zeitraum zwischen der Sintflut und der Ankunft des Gottessohnes – „erblühten die Blumen aus frischem Saft und mit jeglicher Keimkraft aufs neue und auf eine bessere

Weise", und so wuchs auch die Erkenntnis der Menschen in der Weisheit des Heiligen Geistes. „Die Weisheit aber entbrannte aus dem Feuer des Heiligen Geistes, durch den das Wort Gottes im Schoße der Jungfrau Fleisch annahm." (LDO X, 8)

Im Zentrum der Heilsgeschichte – zwischen Genesis und Apokalypse – erscheint nun noch einmal und in zentraler Bedeutung das edle Gestein: als Sinnbild der Menschwerdung Christi aus der Jungfrau Maria. „Wie der goldschimmernde Anblick blitzender Gemmen und edler Gesteine" erscheint die Jungfräulichkeit Mariens. „Wie Balsam aus dem Baum quillt, wie aus einem Onyx-Gefäß die heilsamen Säfte (fortissimae medicinae) herausströmen, wie der Karfunkel erstrahlt in lichtestem Glanz, so wurde der Sohn Gottes aus der Jungfrau geboren." (Sc II, 3) Alles an ihr leuchtet in Christus wider wie ein Saphir (LVM II, 37: ut saphirus in Christo resplenduit).

„O Edelstein, voll Glanz und Glut!" wird Maria nun angeredet: „O splendidissima gemma! In dich strömt ein der Sonne lichter Strahl, ein springender Quell aus dem Herzen des Vaters!" (S 41). Maria wird „der lichte Juwel" (lucida gemma) genannt.

Hätte der Mensch in seiner Truhe einen solchen herrlichen Edelstein, er würde ihn – so gibt Hildegard zu bedenken – in Metall fassen, damit alle ihn schauen und bewundern könnten. „Und so ließ Ich – spricht Gott – Meinen Sohn, den Ich im Herzen trage, Fleisch annehmen, auf daß Er allen, die an Ihn glauben, das Heil des Lebens bringe."

Geschmückt mit höchster Schönheit erschaut die Seherin Hildegard nun den Wort-Leib des Sohnes, voll von Edelsteinen (LDO X, 8: corpus meum videres plenum gemmarum). „Und so sollte denn auch" – spricht der Sohn zum Vater – „die Welt nicht vergehen, bis Du Meinen Leib mit all Seinen Gliedern – Meinen getreuen Gliedern nach Deiner Anordnung – voll von Edelsteinen erblicktest, vollendet in allen denen, die durch Mich auf Dich vertrauen und Dich verehren: so wie Edelsteine auffunkeln in Tugendkraft" (LDO X, 23). Und so kehrt der Sohn zum Vater zurück: „in der Präsenz Seines Körpers, und Er zeigt sich Ihm in Seiner leibhaftigen Herrlichkeit" (LDO III, 10).

Und wie der Heilige Geist den Schoß der Jungfrau befruchtete, kam er auch in Feuerzungen auf die Jünger des Gottessohnes herab „und wirkte durch sie und ihre Nachfolger viele Wunder". Das war das „mannhafte Alter", ein Zeitalter, das von Tugend zu Tugend stieg, ehe es wiederum seine grünende Lebensfrische verlor und in „weibische Schwäche" umgewandelt wurde. Gott aber hat auch sie zugelassen, alle diese Tage der Läuterung wie auch alle Schwächen und Krankheiten des Leibes.

Inmitten dieser weibischen Schwäche aber sollte dann die „Gerechtigkeit" aufsteigen, um ihr zerrissenes Gewand vorzuzeigen, wie es nun wiederum geschmückt wird durch die Tugenden der Apostel. Von diesem so geheimnisvollen Schmuck und der je spezifischen Weise des Schmückens soll nun im nächsten Abschnitt die Rede sein.

2. Vom Schmuck der Heiligen

Bevor wir dem Aufbau der „Goldenen Stadt" und damit auch der Errichtung des „Neuen Jerusalem" nachgehen, sollten wir noch einmal die Bauleute selber Revue passieren lassen, insofern auch sie mit den Edelsteinen in Kontakt kamen. Und als „die ganz reinen Steine zum Aufbau des Himmlischen Jerusalem" (Sc III, 7) begegnen uns auch die Gläubigen.

Daß aber am Jüngsten Tag die „Gerechtigkeit" in ihrem vollen Schmuck wieder erstehen könne, das ist – wie wir bereits gehört haben – in erster Linie das Werk der Apostel. „Gott hat ja die zwölf Apostel mit je verschiedenen Charakteren auserwählt, so wie Er auch zwölf Propheten erwählt hatte. Und Gott ist wunderbar!" (LDO X, 9)

Der Zusammenhang überrascht. Waren es im Alten Bund die zwölf Stämme Israels, verkörpert in den zwölf Edelsteinen am Brustschild des Hohepriesters, so sind es nunmehr – in der Nachfolge der zwölf Propheten – die zwölf Apostel, die sich aufgemacht haben, die zwölf Säulen am Bau der Goldenen Stadt zu errichten und ihre zwölf Tore zu schmücken.

Da erscheint zunächst der Apostel Matthäus, der in der Milde seines Lebenswandels Christi Geheimnisse gelehrt hat. „Und die Völker nahmen seine Lehre so in sich auf, wie ein Kind der Mutter Milch saugt." Auf diese Weise bereitete er der „Gerechtigkeit" ein Gewand aus reiner Seide, aus der „Seide der frommen Absicht" nämlich. „Und wie das Licht des Tages die Helle bereitet, so hat er der Gerechtigkeit dieses

Kleid angelegt", auf daß sie nun weiter geschmückt werden könne. Was auch geschieht.

Es war der Apostel Thomas mit seinem kühlen Kopf und seiner nüchternen Skepsis, der dafür gesorgt hat, daß das Leibliche als leiblich erachtet, das Geistliche aber geistig erfaßt wurde. „Durch die Heiligkeit seiner Werke wird ja der Mensch als geistiges Wesen erkannt!" Und so bereitete Thomas der Gerechtigkeit ein langes Kleid aus grüner Seide. „Dieses strahlte wie der Sonne Glut. Mit der Geradheit seiner guten Absicht schmückte er die Gerechtigkeit weiter aus und machte sie über alles leuchten." Auch Petrus erscheint als ein Mann der Geradheit, gepaart mit Milde und Strenge. Auch er kleidet die Gerechtigkeit weiter aus, indem er ihr einen „Mantel aus Byssus und Purpur" webt.

Ganz anders Matthias, „sanft und demütig wie die Tauben". In seiner Demut errichtete er der Gerechtigkeit einen königlichen Thron: „Die Köpfe der Adler und die Füße des Löwen hielten mit vier Säulen diesen Sitz, wie auch er [Matthias] in seiner Demut gleichsam fliegen konnte durch die vier Teile der Welt." Durch seine Demut ließ er die Gerechtigkeit auf dem Sitz, den er ihr bereitet hatte, thronen. „Darum hörten die Menschen ihm auch gerne zu, und sie liebten ihn über alles."

Auch Paulus rechnet Hildegard ganz selbstverständlich zu den zwölf Aposteln, welche die Gerechtigkeit zu schmücken haben. Paulus aber wird von ihr ganz besonders hervorgehoben: „Er war wie ein Berg von hoher Gesinnung, tapfer wie ein Leopard, gegen alles knirschend, was er überwinden wollte;

denn er glaubte alles, was er wollte, auch durchführen zu können." Paulus ist gleichsam „das Rad des Wagens der Gerechtigkeit" (currus justitiae). Wie ein Rad den Wagen, der Wagen aber die Last trägt, so trägt auch die Lehre des Paulus das Gesetz Christi: „Ist doch das neue Gesetz aus dem alten gewoben." Die Schuhe der Gerechtigkeit formte Paulus aus purpurner Seide; er schmückte sie „mit reinstem Gold wie auch mit leuchtenden Edelsteinen".

Jakobus, der Bruder des Herrn, war wiederum sanftmütig und voll milder Gesinnung. Seine Aufgabe bestand darin, die Ohren der Gerechtigkeit zu zieren. „Das linke Ohr war aus Hyazinth und hatte die Farbe einer weißen Wolke." – Das rechte Ohr bestand aus einem rötlichen Hyazinth und wies auf die Passion des Gottessohnes hin. Simon hingegen hatte „einen weisen und strengen Charakter". Die Menschen hörten ihm gerne zu, weil er den glühenden Weg zum Glauben zu bereiten suchte. Er war es, der der Gerechtigkeit ein Halsband anfertigte, das aus Smaragd und kleinen roten Steinchen bestand, verziert mit edelsten Perlen (ex baccis atque margaritis). Auch hing er ihr ein überaus feines Kettchen (elegantissima catenula) um, gefertigt aus reinstem Gold und geschmückt mit zwölf Edelsteinen und Perlen.

Jakobus, der Bruder des Johannes, „webte einen goldverbrämten Schleier aus weißer Seide, indem er die Menschwerdung und das Leiden des Gottessohnes predigte". Das Haupt der Gerechtigkeit verstand er derart auszuschmücken, daß die ganze Kirche Gott ihr Lob darbrachte.

Einen Gürtel aus grüner Seide webte Johannes, der „die Jungfräulichkeit aus grüner und milder Gesinnung“ in besonderer Weise verkörpert. „Er fügte zwölf Edelsteine aus Prophetentugenden mit vielen edlen Gesteinen des guten Willens ein.“ Er war es auch, der die grünende Lebensfrische dem Duft der Tugenden verband und damit die Gerechtigkeit zu umgürten verstand.

Philippus, wiederum von sanfter Natur, demütig in seinen Lehren, fertigte die Armbänder der Gerechtigkeit aus purem Gold, denen er zahlreiche Smaragde sowie rotfunkelnde Hyazinthe samt der alleredelsten Perlen beifügte, so daß man das darunterliegende Gold angesichts der Fülle der edlen Gesteine kaum noch zu erblicken vermochte.

Mit seinem großen Predigteifer schmückte Bartholomäus die Arme der Gerechtigkeit. Er verfertigte ein Band aus Bernsteintropfen, auf das Erlesenste ziseliert, mit Gold und schönsten Stoffen unterlegt, vermischt mit kostbaren Edelsteinen. Dieses goldene Band reichte von den Armen der Gerechtigkeit auf ihre Unterarme herunter, um sich dort mit den goldenen Bändern zu vereinigen.

Thaddäus, in seiner Klugheit immer bestrebt, den Lebenswandel der Menschen (mores hominum) zu erforschen, kleidete die Gerechtigkeit mit einem kostbaren Mantel aus rötlicher Seide und suchte sie damit besonders zu schmücken.

Der Apostel Andreas schließlich steckte der Gerechtigkeit, gleichsam als Verlobungsring, einen Goldring mit einem kostbaren Topas an den Finger, „weil er den Sohn Gottes als Bräutigam der Gerechtigkeit charakterisierte und den reinen Glauben (Gold) ausgeschmückt mit den Tugenden (Topas) in die Kirche einbrachte".

Und dann kommt noch einmal der Apostel Petrus. Und als er die Gerechtigkeit auf eine so vortreffliche Weise geschmückt sah, fertigte er ihr eine Krone an aus bestem Gold und verzierte sie mit den alleredelsten Steinen und Perlen. Dann setzte er dem Haupt der Gerechtigkeit die Korne auf.

„Auf diese Weise wurde die Gerechtigkeit von den Aposteln gewandet und geschmückt." (LDO X, 9) „Mit vollem Recht trägt daher die Gerechtigkeit das Diadem des Königs (diadema regis) unter allen Geschöpfen und all ihren Werken." (LVM IV, 3)

Noch aber ist die Zeit nicht erfüllt, ist die goldene Zahl (numerus aureus) nicht voll geworden. Mit klagender Stimme hören wir die Gerechtigkeit rufen: „Meine Krone ist durch das Schisma irrender Geister verdunkelt. Mein Gewand ist vom Staube der Erde beschmutzt. Die buhlerischen Menschen beflecken mein Kleid, ohne sich in der Reue zu reinigen, ohne ihre Wunden zu heilen. Blind sind sie geworden, taub und stumm. Auf diese Weise entsteht ein ekelhafter Zustand in allen festgeordneten Ständen der Kirche. Wie ohne stützenden Stab schreitet sie einher, weil alle ihre Ordnungen (constitutiones) ins Wanken gerieten." (LDO X, 11)

Ein solcher Zustand aber darf nicht andauern (non perdurabit nec permanebit). Deshalb führt die Gerechtigkeit Klage über alle, die sie ihres Schmuckes (ornamenta) beraubten. Sie setzt ihre Hoffnung auch weiterhin auf die Werke der Heiligen, vor allem auf jene Märtyrer, „die da im Rot ihres Blutes wie Gold glänzen".

❖

Was von den Aposteln gilt, gilt bei Hildegard in ganz besonderer Weise auch von den Märtyrern und den Jungfrauen und nicht zuletzt von ihren Lieblingsheiligen, denen sie den Adel der Steine bevorzugt zukommen läßt.

Die Märtyrer werden mit einem Gewand aus rötlichem Hyazinth gekleidet; auf ihren Schultern glänzen kostbare Edelsteine; sie tragen Kronen aus purem Gold, die allerschönste Spiegelungen von sich geben. Ihre Schuhe sind geziert mit einem Smaragd und einem Beryll (LVM VI, 38). „Und so leuchten sie alle in vielfacher Zier, wie köstliches Edelgestein, all die Märtyrer und Jungfrauen, wie Perlen auch die übrigen unschuldigen oder büßenden Kinder der Erlösung – und alle umstrahlen herrlich den Lehm" (Sc III, 1): den Lehm des Menschen, den schwachen, hinfälligen, elenden Lehm!

Besonders herausgehoben werden die Jungfrauen. Sie sind bekleidet mit Gewändern aus lauterem Gold; ihr Leibgürtel reicht von der Brust zu den Füßen und ist mit kostbaren Edelsteinen geschmückt. „Umgürtet waren sie mit einem Gürtel, der mit Gold, Geschmeide und Perlen verziert war." (LVM VI, 43) Auf ihrem Kopf trugen sie Kronen, „die mit Gold und Rosen wie auch Lilien durchflochten und in ihrem Flechtwerk aufs feinste mit edelsten Steinen durchwirkt waren". Leuchtende Schuhe trugen sie, wie aus einem lebendigen Quell genommen. „Bisweilen schritten sie einher, als wenn sie über goldene Räder gingen." (LVM VI, 45)

Ist der Jungfräulichkeit Freude doch „die lebendige Schönheit seliger Geister und der goldschimmernde Anblick blitzender Gemmen und edler Gesteine." (Sc II, 5) In den Kreis dieser Jungfrauen eingeschlossen wird nur auch Ursula mit ihren Gefährtinnen: „Laut jubeln sie mit heller Stimme, geschmückt mit gleißendem Gold, mit Saphir und Topas, ringsum gefaßt in lauteres Gold. Des sollen frohlocken die Himmel, und alle Völker, sie mögen sich schmücken mit ihnen." (S 193)

„Wahrhaft leuchtend wie ein Kristall" steht auch der heilige Bonifatius vor den Augen der Seherin: „wie ein Kristall, der da brennet vor Lust, die richtigen Wege zu wandeln" (S 165). Die rechten Wege zu wandeln, das aber gilt für jeden getauften Christen: „Wie Edelsteine dem Gold, in das sie eingefügt werden, erhöhten Glanz verleihen, so strahlt auch der, der gläubig die Taufe empfangen, in höherer Schönheit." (Sc II, 4)

Und so steht auch Hildegards Lieblingsheiliger Maximin vor uns: „Leuchtend als Meister, er, des Baues Pfeiler, dessen Herz nach den Schwingen des Adlers sich sehnt." Hier ist der Heilige gleichsam schon Teil der Goldenen Stadt geworden: ein stolzer Turm auf der Höhe. „Glüh entbrannte die Sonne, und ihr Schein durchdrang die Finsternis." Und da steht er nun, „geschmückt mit Hyazinth und dem Sardis", einer Stadt gleich, die alles übertrifft, was je ein Künstler geschaffen hat (S 177).

Wieder erscheint die Stadt auf der Höhe. Gottes güldener Hauch (aureum spiraculum) ist es, der die Segel unseres Lebensschiffes bläht, damit die Tugenden uns heimgeleiten in die himmlische Heimat (caelestis Jerusalem) (Sc III, 13). In all seiner persönlichen Verantwortlichkeit baut der Mensch ja zeitlebens mit an der Gottesstadt, „und er schmückt das himmlische Bauwerk mit Edelsteinen und kostbarem Geschmeide und in bestem Gold" (PL 173 C). „Du aber" – so ruft Hildegard dem Bischof Konrad von Worms zu –, „erbaue du dich ebenso, damit du zu einem Edelstein (lapis pretiosus) werdest und zu einem Schmuckstück im Himmlischen Jerusalem!"

Solche Wege zu gehen zu Heilung und Heil, das ist bei Hildegard von Bingen letztlich eine Gnade. Von dieser Gnade sind auch die Werke der Heiligen überall, die da erbauen die „Goldene Stadt". Und auch die Gnade selbst trägt um ihren Hals „ein Pallium, wunderbar geschmückt mit Gold und kostbaren Gemmen" (SC III, 8). Sie bietet dem Menschen „die Perlen des Guten".

„O meine Blüten" – läßt die Seherin die „Gnade" sprechen –, „ihr Blüten, die ihr aufjauchzet in mir, und ich in euch, sobald ihr meine Gegenwart empfindet! Süßer und lieblicher sind sie mir als das Funkeln köstlichen Gesteins, und heller erstrahlen sie, als im Geiste der Menschen die kostbaren Perlen aufblitzen, die ihr heißes Sehnen umfängt. Hochedle Quadersteine sind sie mir, auf die sich mein Blick beständig in Liebe richtet. Mit Eifer will ich sie feilen und reinigen, damit sie richtig und würdig eingefügt werden in das Himmlische Jerusalem." (SC III, 8)

3. Die Goldene Stadt

Alle Erscheinungen des Schönen in der Natur wie am Menschen stammen aus dem Mysterium der Gottheit, die sich im Menschen inkarniert hat, um über ihn die Schönheiten der zu verklärenden Schöpfung demonstrieren zu können. Symbol für diese kosmologischen wie eschatologischen Aspekte des Schönen ist bei Hildegard von Bingen die „Goldene Stadt" (civitas aurea).

In vielfachen Ringen baut sich das Himmlische Jerusalem auf, geschmückt als Goldene Stadt mit edlem Gestein. Es ist zum einen die Kirche mit all ihren Heiligen, die sich im Laufe der Zeiten aufbaut zur Fülle der Zeit. In diese Gliedschaft Christi eingeschlossen erscheinen die Seelen der Menschen, die im Wettkampf der Tugenden reifen zu einer Ordnung (ordo virtutum).

Kein autarkes Leistungsvermögen freilich kann mit diesen Tugenden (virtutes) gemeint sein. Vielmehr ist es in allem Gottes Gnadengabe, die dem Streben des Menschen liebreich entgegenkommt. Und so hat auch der Kernbegriff „virtus" – eins von Hildegards Schlüsselbildern – immer zwei Bedeutungen: Einmal meint es das individuelle Strebevermögen des Menschen, sein Wirken und Gestalten, seine Leistungen und seine Verdienste, zum anderen aber immer auch die entgegenkommende Gnadenkraft aus Gottes Glanz. Kommen beide zusammen, dann gelingt das Werk, dann kommen auch die edlen Steine zur Blüte. Und wie des Menschen Wirken aufjauchzt in der Gnade, so kommt auch die Gnade im Menschenwerk zum Jubeln, wenn nur – sagt Hildegard – der Mensch die „Gegenwart der Gnade" zu empfinden vermag.

Edelsteine gelten somit in exemplarischer Weise als Symbol jenes Tugendkampfes, der allein dem menschlichen Leben Sinn verleiht. „Sobald der Mensch nämlich seinen Eigenwillen aufgibt, kann er sich eine kostbare Perle (pretiosa margarita) erwerben." (LVM V, 94) Mit jeder freien Entscheidung für das Gute fügt der Mensch einen Edelstein in das Bauwerk der Goldenen Stadt im Himmlischen Jerusalem ein. „Auf diese Weise wird der Mensch aufsteigen von Tugend zu Tugend, in deren Hoheit und Schönheit der wahre Glaube gipfelt und herrlich erstrahlt wie eine Stadt in der Menge der hochstrebenden Türme." (Sc III, 2)

Und so wird die Welt als Ganzes hinübergeführt in den verklärten Kosmos, wie es bereits im Alten Bund angekündigt wird: „Und siehe, so spricht Jahwe, ich werde deine Grundsteine in Karfunkel legen und deine Fundamente auf Saphir gründen. Aus Rubin mache ich deine Zinnen und deine Tore aus Saphir und aus Juwelen deine Ummauerung." (Jes 54, 11–12) Und so sieht auch Hildegard die Bauwerke des Heiles übergehen in einen aufstrahlenden Kosmos. In dieser letzten Welt aber „funkeln Sonne, Mond und Sterne in voller Leuchtkraft wie der herrlichste Schmuck am Firmamente". Und sie glänzen am Himmelszelt: „in lichter Klarheit und in hellstem Glanz wie kostbare Steine auf güldenem Grund" (Sc III, 12).

Vom Neuen Himmel und der Neuen Erde

Am Ende der Zeiten wird sich ein rötlich schimmernder Himmel (caelum rutilans) über einer geläuterten Erde (pura terra) auftun. Und alle Elemente werden erstrahlen in neuem Glanz. „Dann wird der Mensch dem goldenen Kreis eines Rades gleichen. Im Geist und am Leibe wird er alsdann ausgereift sein, und alle Verschlossenheit der tiefsten Geheimnisse (clausura occultorum secretorum) wird offenstehen. Alle Menschen werden dann Gott anhangen, und Er wird ihnen die Freude in Fülle (plenum gaudium) schenken." (LVM VI, 7)

Mit diesen kraftvollen Worten beginnt Hildegard den sechsten und letzten Abschnitt ihrer Vision von den Tugenden und ihrer Krönung. Da werden die Seligen geschmückt sein mit den erfreulichsten Schmuckstücken (delectabilia ornamenta), „so wie man auch den Leib eines Menschen schmückt mit gar edlen Dingen" (LVM VI, 55). Sie werden in hellglänzende Gewänder gehüllt sein. „Um ihren Kopf tragen sie einen Reif aus purem Gold, und Schuhe haben sie an, die wie Smaragde funkeln." (LVM VI, 27)

Alle aber, die hier auf Erden treu und redlich ihren Dienst taten, „sie tragen Kronen auf ihren Häuptern, geziert mit edelstem Hyazinth, und mit Schuhen sind sie angetan, die mit kostbarsten Edelsteinen aufs feinste geziert sind. Ihre Stimmen haben den Klang allerschönster Musik. Hin und wieder scheinen sie durchleuchtet von einer herrlichen und lauteren Lichtflut, die aus dem Geheimgrund der Gottheit (arcanum divinitatis) bricht." (LVM VI,32) Was sie alles sonst noch an Schmuck und Ehrungen tragen, das – so die Seherin – „blieb meiner Schau (visus) und meinem Verstande (intellectus) verborgen" (LVM VI,33).

Eigens erwähnt unter der Schar der Seligen werden auch solche, die sich zeit ihres Lebens um die Leib- wie Seelsorge gekümmert haben, alle die „doctores et rectores animarum": „Sie waren bekleidet mit einem saphirfarbenen Gewand und geschmückt mit Beryll und mit Perlen. Auf ihrer Brust erschienen die Zeichen der fünf Planeten, die auf wundersame Weise zu funkeln begannen. Auf ihrem Haupte trugen sie Kronen aus Topas, und ihre Schuhe waren aus lauter Gold gewirkt. In ihren Händen hielten sie Posaunen aus Kristall, durch welche ein Wind den Duft von Weihrauch und Myrrhe wehte. Und sie sangen in Liedern Gottes Lob." (LVM VI, 35) Tag und Nacht – so lesen wir weiter – standen sie in Demut ihrem Schöpfer zur Verfügung, „und so sind sie dem Glauben und der Gerechtigkeit der Patriarchen, Propheten und Apostel gefolgt, die ebenfalls in ihrer Lehre die Wahrheit, die in Gott besteht, gezeigt hatten" (LVM VI, 37).

Noch einmal geht Hildegard auf die Edelsteine im Ursprung ein, wenn sie fortfährt: „Nun aber schmückt Gott in Seinem Werke dich, o Mensch, der du aus dem Erdenlehm geschaffen bist. In deinem Wirken überwindest du die Nachstellungen des ersten Engels, der vor lauter Eigenglanz (fulgur) übermütig wurde, weshalb er in den Tod fiel, wo Gott ihn liegen ließ, indes Er den Menschen wieder an sich zog zu einem Leben in Freude." (LVM VI, 65)

Wir begreifen aus all diesen Gleichnissen nach und nach, warum Hildegard von Bingen gerade dem

Elementaren und Erdhaften eine solche Bedeutung beimessen konnte. Wir verstehen nun etwas besser ihr beharrliches Bestreben, die Treue zur Erde zu verbinden mit der Liebe zum Himmlischen. „Trägt doch der Mensch in seiner Leiblichkeit die ganze Welt, indem er alle irdischen Dinge in seiner Existenz meistert. Darum heißt er auch ein Banner der himmlischen Harmonie (vexillum caelestis harmoniae)." (LVM VI, 24) Und so sieht Hildegard selbst in den Werken des Heiligen Geistes noch einen Hinweis auf die Kraft der Elemente, die im Menschen auf eine so geheimnisvolle Weise am Werk sind.

Die Freuden der himmlischen Wunder und den Schmuck des Himmlischen Jerusalem „vermag kein Mensch zu erschauen, es sei denn, daß Gottes Wille dies gewissen Heiligen und Propheten in einer Vision (per visionem) offenbart. Diese aber reden dann so davon, wie Isaias über den Schmuck des ersten Engels spricht und wie auch Johannes in der Apokalypse den Schmuck des Himmlischen Jerusalem zeigt." (LVM VI, 60) So geartete Geheimnisse aber zeigt Gott den Menschen nur „gleichsam wie durch ein Fenster (fenestraliter) und wie in einem Spiegel (quasi per speculum)".

Wie in der Tiefe eines dunklen Spiegels erblicken wir nun auch die Geheimnisse der edlen Steine; ein kleines Fensterchen hat sich uns aufgetan, das uns einen Blick erlaubt in die Felsgründe der Gesteine wie in den Tanz der Gestirne. Alles aber bleibt Gleichnis und Spiegel einer einzigen und einzigartigen Wirklichkeit.

Damit will Hildegard wohl ein letztes Mal zum Ausdruck bringen, daß solcher Freuden Schmuck (ornamenta gaudiorum) letztlich geistlicher Natur ist.

„Ist es doch keineswegs so, als ob sich Gold oder Edelstein oder Geschmeide aus irdischer Asche in der Ewigkeit des himmlischen Lebens vorfänden, vielmehr werden die Auserwählten mit ihren guten und gerechten Werken auf geistliche Weise (spiritaliter) geziert, so wie auch ein Mensch rein körperlich(corporaliter) sich mit kostbarem Geschmeide schmückt."

Wenn auch hier zunächst vom Schmuck der himmlischen Freuden die Rede ist, so kommt Hildegard doch auf eine höchst überraschende Weise immer wieder auf den Menschen selbst und dessen Verantwortlichkeit zu sprechen: Wenn nämlich der Mensch zunächst einmal rein oberflächlich mit irdischem Geschmeide geschmückt wird, erinnert er sich doch zuweilen daran, wie er eigentlich geschmückt sein sollte. „Und wie der Mensch sich mittels Feuer und Luft wie auch durch Wasser und aus Erde seine Ausrüstung schmiedet, und wie er sich ein Kleid ganz nach seinem Gefallen auf den Leib zu schneidert, so bereitet auch Gott den Heiligen ihre Ausrüstung ganz nach ihren Werken vor, die Er jedoch aus keinem anderen Stoff nimmt, als den Er aus sich selber schöpft, wie Er auch die ganze Welt rein aus sich selbst geschaffen hat."

Und wiederum der überraschende, die ganze Perspektive des zur Freiheit berufenen Menschen aufreißende Schluß: „Und so sollte auch der Mensch sein Werk durch kein fremdes Geschöpf auf der Welt bestimmen lassen, sondern rein aus seiner eigenen Natur heraus (per semetipsum) bestimmen und zur Durchführung bringen." (LVM VI, 59) Ein erstaunlicher Satz – ein Leitbild geradezu für den mündig gewordenen Menschen.

Und so läßt Hildegard denn auch am Ende der Zeiten – in den Gefilden des Himmlischen Jerusalem – noch einmal die „Stimme des Menschensohnes" laut werden, der da spricht: „Mein Mund gab Meinem eigens berufenen Werk (officiale opus) den Kuß, jenem Gebilde, das Ich aus Erdenlehm machte. In einzigartiger Weise habe Ich dieses Werk liebend umarmt (amando amplexus sum). Und so habe Ich es durch den feurigen Geist verwandelt zu einem Leibe. Und ihm gab Ich alle Welt zu Diensten." (LVM VI, 52)

Bausteine des Himmlischen Jerusalem

Die Edelstein-Allegorese beim Bau des „Jerusalem caelestis" spielt in der exegetischen Literatur des frühen Mittelalters eine ebenso große Rolle wie in den mittelhochdeutschen Gedichten zum „Himmlischen Jerusalem" (vgl. Meier, 1975). Bezeichnenderweise werden sehr früh schon des öfteren die zwölf Stämme Israels ersetzt durch die zwölf Apostel, die für die zwölf Tore der Stadt Gottes stehen. Eine Handschrift der Burgerbibliothek zu Bern (Cod. lat. A 92.27) aus dem 12. Jahrhundert schreibt über die „Goldene Stadt": „Zwölf Tore hat sie, zwölf Namen der Apostel, zwölf der Propheten sowie zwölf Edelsteine" (Per hunc numerum XII tota civitas fit." Nam XII portas habet, XII nomina apostolorum, XII prophetarum, XII lapides).

In seinem Traktat „Vom glänzenden Stein" bringt der flämische Mystiker Jan van Ruysbrock (1294–1381) noch einmal den Vergleich der zwölf Edelsteine am hohepriesterlichen Gewand mit den zwölf Aposteln und den zwölf Steinen der Apokalypse. An diesen mystischen Vergleich erinnert nicht zuletzt auch Jakob Schoppers „Edelgesteinbüchlein" aus dem Jahre 1614.

Bereits in der „Psychomachia" des Prudentius (um 400) bilden die zwölf Edelsteine die Fundamente jenes Gebäudes, in welchem die „Weisheit" regiert, geschmückt mit den zwölf Steinen der Apokalypse. Über den Toren des Gebäudes aber stehen die Namen der zwölf Apostel. Die vier Himmelsrichtungen dieser Tore werden hier mit den vier Lebensaltern verglichen. Die Ausdeutung der Himmelsrichtungen auf die Lebensalter fehlt bei Hildegard; sie findet sich um so deutlicher bei ihrem Zeitgenossen Rupert von Deutz, wo es heißt: „Durch den Osten wird die Kindheit (pueritia) verstanden, mit dem Mittag das Jugendalter als die brennende Jugendphase (inventus fervida), mit dem Westen das reife Alter (aetas perfecta) und mit dem Norden das Greisenalter (senectus decrepita)." (PL 169, 1197 A/B) Auch kennt Hildegard nicht die Zuordnung der Edelsteine zu den einzelnen Artikeln des Glaubensbekenntnisses, wie sie z. B. sehr systematisch bei Ludovicus ab Alcasar in seiner „Vestigatio arcani sensus in apocalypsi" durchgeführt wird, 1614 gedruckt zu Antwerpen (vgl. Meier, 1977).

Der Zusammenhang der zwölf Tore der Stadt mit den zwölf Propheten und Aposteln, mit den zwölf Tugenden und den zwölf Edelsteinen hat demnach eine lange Tradition, wird jedoch von Hildegard von Bingen auf eine besonders elegante Weise herausgearbeitet, wenn wir lesen: „Die kostbaren Steine lassen die Stadt funkeln wie Gold; denn in den guten Menschen offenbart sich das Werk der Herrlichkeit. Doch woher stammen diese Werke, die da nach dem geraden Maße der Gerechtigkeit behauen sind, so daß durch sie das Himmlische Jerusalem vollendet wird zu seiner Schönheit? Sie stammen aus der Höhe des Himmels. Wie nämlich der Tau sich aus den Wolken niedersenkt und die Erde mit seiner Feuchte übergießt, so steigen die guten Werke von Gott in die Menschen hinab, so daß der gläubige Mensch Anteil gewinnt an der überirdischen Stadt." (Sc III, 10)

Auch hier kommt in auffälliger Weise wiederum die Doppelbedeutung von „virtus" zum Tragen, die einmal das strebende Bemühen des Menschen zeigt, das je spezifische „Taugen" auch aller heilkräftigen Edelsteine, auf der anderen Seite aber auch die Gnade von oben, das einander Zuneigen und Hinstreben, das allen Tugendkräften innewohnt.

Steine der „Goldenen Stadt"

Ins einer „Geheimen Offenbarung" sieht Johannes die Seele wie eine selige Braut im schönsten Schmuck. Und so sieht er nun auch das Neue Jerusalem vom Himmel herabsteigen, „gleich einer Braut, für ihren Mann geschmückt" (Apoc 21,2), geschmückt – wie Hildegard sagt – „vom Golde der Liebe und den Edelsteinen der Weisheit". Alles Wirken der Weisheit gleicht dem allerreinsten Golde (PL 688 D: opus sapientiae in purissimo auro). „Und so geraten die Engel, die das Angesicht Gottes immerdar schauen, in Erstaunen ob der Werke der Heiligen, die mit unermeßlichem Schmuck erstrahlen vor Gottes Antlitz." (LDO IV, 87)

Und schon sehen wir sie vor uns liegen, „die heilige Stadt Jerusalem, die aus dem Himmel von Gott herabstieg, im Besitze der Herrlichkeit Gottes. Ihr Lichtglanz ist gleich einem überaus kostbaren Stein, wie ein Jaspisstein, leuchtend wie Kristall. Eine Mauer hat sie, groß und hoch, hat 12 Tore und über den Toren 12 Engel, und Namen sind darauf geschrieben, die Namen nämlich der 12 Stämme Israels. Und die Mauer der Stadt hat 12 Grundsteine und darauf 12 Namen, die Namen nämlich der 12 Apostel des Lammes." (Apoc 21, 10–14)

In dieser so herrlichen Stadt aber vereinigt sie sich nun endlich, die vollkommen schöne Gliedschaft Christi, die „Ecclesia". Auch sie tritt uns als eine überaus schöne Gestalt (pulcherrima forma) entgegen (P 457). Ihre Augen sind wie Saphire, die Nase ein Myrrhe- und Weihrauchberg, der Mund wie das Brausen vieler Wasser. Geschmückt mit gleißendem Gold, geziert mit Saphir und Topas, erscheinen die Heiligen, gefaßt in lauteres Gold (S 192: in purissimo auro, trapazio et saphiro, circumamicta cum auro).

„O Kirche", singt die Seherin Hildegard: „unermeßlich weit, umgürtet mit göttlicher Rüstung, mit Hyazinthen geschmückt –: Auch du bist vom Höchsten gesalbt, o du funkelnde Gemme!" (S 127) Die Kirche wird gepriesen als „Stadt aller Wissenschaft" (urbs scientiarum), als die hehre Gemeinschaft des endlich zur Reife gekommenen mündigen Menschen, dessen Zuhause sie sein sollte. Die Augen dieser Kirche gleichen dem Saphir, jenem Edelstein höchster Lichtqualität, in dessen unermeßlichem Glanz sich das Mysterium der Inkarnation spiegelt. Und so erscheint die Kirche, als das „blitzende Licht der Sterne“, als die „funkelnde Gemme“, die weder Fehl noch Makel hat.

Noch einmal versucht Hildegard von Bingen die Geheimnisse um Schöpfung und Erlösung – und darin eingeborgen die Edelsteine als Geheimnis aus Gottes Glanz – zusammenzufassen, wenn sie schreibt: „Alle Welt ging hervor aus Gottes Willen, und sie erstrahlte im ewigen Leben aus Gott. Aus Ihm allein existiert sie, und alle Pracht und alle Freude und jede Stimme der Freudenfülle des ewigen Lebens kommt nur von Ihm. Denn die Werke der Erwählten, die aus dem Heiligen Geiste keimten, leuchten dort und leben wie in reinstem Golde und mit Edelsteinen und Juwelen in der Fülle des Schmuckes geziert. Diese Pracht aber stammt nicht von der Art der gewordenen Materie ab, sie wurde vielmehr ausgegossen aus der Gottheit.“ (LVM VI, 65)

Und so wird sie aussehen, die vollendete Kirche am Ende der Zeiten: „Lebendige, durch die Glut des Heiligen Geistes entzündete Steine fügt sie ein in den göttlichen Bau.“ (Sc III, 9) „Herrliche Smaragde schmücken die Fenster ringsum.“ (Sc III, 4) Die Mauern blitzen von Steinen, die leben. Ihre Fenster sind Topas und Saphire. Die Türme gleißen auf in Gold und schimmern hell im Glanz der Seligen (S 185).

In ihnen spielt und singt der Heilige Geist.

Epilog

❖

Wie an festlichen Tagen Hildegards Chorfrauen um den Altar der Klosterkirche auf dem Rupertsberg standen – „beim Psalmengesang mit herabwallendem Haar und geschmückt mit leuchtendweißen Schleiern" –, davon hatte die Äbtissin Tengswich von Andernach Kunde erhalten (vgl. Briefwechsel, hg. A. Führkötter, S. 201), und sie berichtet verwundert weiter: „Sie trugen goldgewirkte Kränze auf ihren Häuptern mit den Zeichen des Kreuzes und dem Bild des Lammes." Ihre Hände schmückten mit Juwelen verzierte goldene Ringe. Und sie sangen!

So sah man sie durch die Klostergänge schreiten, als schwebten sie. Und sie sangen: „O virga ac diadema!" – „O Reis und Krone du, im Purpur des Königs, gegrüßet seist du, Maria! Du grünst und blühst auf eine völlig neue Art. Aus deinem Leib ging hervor ein ander Leben. O Blüte du, nicht Tau noch rieselndem Regen entsprossen; o Reis du, deine Blühekraft, sie hatte Gott im Auge vom ersten Tag der Schöpfung an. Aus Seinem Worte schuf Er des Lebens goldenen Schoß." (S 146)

Wie selbstverständlich ihr der allegorische Gebrauch der Edelsteine geworden ist, geht aus dem Briefwechsel hervor, den Hildegard von Bingen mit den Mächtigen in Reich und Kirche, aber auch mit

Nonnen und Mönchen sowie einfachen Priestern geführt hat, Briefen von wahrhaft europäischem Format. Da schreibt sie an ihre geliebte Mitschwester Adelheid, Äbtissin von Gandersheim: „Gott will dich, und Er kennt dich! Gott helfe dir, damit du an Tugenden ein Edelstein werdest!" Dem Bischof Günther von Speyer schildert sie die „Fundamente des Himmlischen Jerusalem", welche die „Stadt Gottes" tragen sollen, und sie empfiehlt: „Sei gleich dem Sardis und dem Topas und schnell wie der Hirsch, um aus dem reinsten Quell zu trinken." (PL 172 D)

Als ein wunderschönes Mädchen stellt Hildegard dem Abt Adam von Ebrach die Liebe vor Augen: „Es trug einen Mantel weißer als Schnee und leuchtender als die Sterne. Auch war es mit Schuhen aus reinstem Golde bekleidet. Auf seiner Brust war eine Elfenbeintafel (tabula eburnea), auf der eine Menschengestalt in saphirblauer Farbe erschien. Und alle Welt nannte dieses Mädchen ‚Herrin'!" (PL 192 D) Neben der Liebe ist es die reine Erkenntnis (pura scientia), die dem Bischof Heinrich von Beauvais ebenfalls als äußerst schöne Gestalt beschrieben wird: „Ihr Antlitz war sehr hell, ihre Augen wie Hyazinth, ihr Gewand leuchtete wie ein seidener Mantel. Um ihre Schultern trug sie das bischöfliche Pallium, das dem Sardis glich. Sie rief des Königs schönste Freundin, die ‚Liebe' und sprach: Komm mit mir! Wir wollen bei dir wohnen!" (PL 180 C/D)

„Du aber, o Mensch" – ruft die Seherin Hildegard dem Abt Bertulf von St. Eucharius in Trier zu –, „nimm die Barmherzigkeit, diese schöne Königstochter, in das Brautgemach deines Herzens, lege in zärtlicher Liebe die Heiligkeit an wie einen Mantel aus Purpur und wie ein schmuckreiches Diadem!" (PL 287 C)

Als eine überaus schöne Gestalt erschaut die Seherin auch hier wieder die Kirche: „Bekleidet war sie mit einem strahlenden Gewand aus weißer Seide und einem Mantel, der mit kostbaren Steinen, mit Smaragd und Saphir, auch mit Perlchen und Perlen (baccis et margaritis) geschmückt war. An den Füßen trug sie Schuhe aus Onyx." Aber ihr Antlitz sei mit Staub beschmutzt, muß die Kirche klagen, ihr Gewand zerrissen, die Schuhe besudelt. So Hildegard an den Priester Werner von Kirchheim-Bolanden (PL 269 C). Und dem Bischof Heinrich von Lüttich rät die Seherin: „Reinige deine schönen Perlen vom Schmutz, und bereite sie für den höchsten König. So sehne sich dein Herz in gutem Eifer, die Perlen zu jenem Berg zurückzurufen, wie Er sie ihm ursprünglich als Gottesgabe (donum Dei) einfügte." (PL 176 A)

Aber auch ihre eigene Sehergabe weiß Hildegard mit Edelsteinen in Verbindung zu bringen, wenn sie an Papst Eugen III. schreibt: „Ein mächtiger König thronte in seinem Palast. Hohe Säulen standen vor ihm, von goldenem Schmuckwerk umwunden und mit vielen Perlen und kostbaren Steinen herrlich geziert. Dem König aber gefiel es, eine kleine Feder zu berühren, daß sie in Wundern emporfliege. Und ein starker Wind trug sie, damit sie nicht sinke."

Wenn die heilige Hildegard, die Äbtissin und Prophetin auf dem Rupertsberg bei Bingen, die Edelsteine in ihrer leuchtenden Strahlkraft zu einem ihrer Lieblingsbilder macht, dann meint sie also alles andere als noch so kostbaren irdischen Schmuck. Sie nimmt den Stein vielmehr als Sinnbild für die Geheimnisse der Schöpfung und Erlösung, als Symbol auch einer Heilkraft aus Gottes Glanz.

In einer ihrer Visionsschriften lesen wir an zentraler Stelle diesen großartigen Satz: „Divina vis salvare vult!" Das ganze energetische Potential der Gottheit – so dürfen wir übersetzen – will heilen und will nichts als das Heil. Hier ist aber auch gar nichts von der angeblich so typischen Tendenz der mittelalterlichen Mentalität zu spüren, hinter den konkreten Dingen unseres Daseins noch eine zweite, eine „höhere" Wirklichkeit zu suchen. Hier geht es vielmehr um den Zusammenklang alles Kreatürlichen im Ganzen des Daseins, um die eine Wirklichkeit, die Gottes Sein allen Dingen verleiht. Dies gilt nicht zuletzt auch für den Edelstein.

Nun war Hildegard weder Goldschmiedin noch Mineralogin noch Sachverständige in Edelsteinfragen. Sie bezog ihr Wissen aus zeitgenössischen Lapidarien und dürfte kaum alle die so systematisch aufgeführten edlen Steine selbst gesehen haben. Es ist daher nicht verwunderlich, daß sie ihre Sinnbilder der Edelsteine, aber auch ihr Entzücken in allem Geschmeide oft in hölzern und unbeholfen scheinenden Wendungen und vielfachen Wiederholungen zum Ausdruck bringt. Hinter alledem aber steht ein Gespür für die elementaren Kräfte in Gottes Schöpfungsordnung, alle die so geheimnisvollen Kräfte vom Stern bis zum Stein, die ans Licht kommen wollen, um vom Menschen gedeutet zu werden.

Die Edelsteine sind denn auch nur ein, wenn auch besonders einleuchtendes Beispiel dafür, mit welcher Faszination Hildegard von Bingen auch die übrigen Herrlichkeiten des Universums zu betrachten verstand: das Wasser und die Flamme, den Baum und den Wind, den Mond und die Wolken, alle Dinge des Alltags. Die ganze Welt ist schön und der Mensch hat dafür ein Auge. „Und der Glanz gibt Augen", sagt Hildegard. Es wäre ja auch gar nicht möglich, daß Gottes Herrlichkeit des Abglanzes entbehrte! (PL 169 B)

Und wie Hildegard die Welt im Ursprung leuchten sah im lichten Glanz und geschmückt mit edlem Gestein, so schaut sie auch am Ende der Zeiten die Welt in neuem Glanz aus Gottes Geheimnis. Dann wird der Mensch, angetan mit kostbarsten Gewändern (elegantissima veste), dem goldenen Kreis eines Rades gleichen, einem goldenen Schmuckstück (numerus aureus), geschmückt mit Perlen und Edelsteinen (velut baccis et margaritis), um nach der Läuterung des gesamten Kosmos zum seligen Leben zu gelangen, ein Leben voller Freude (vita laeta) (LDO IV, 86).

Und wie es ein Edelstein ist, der einem Ring seinen Zauber und seine Schönheit verleiht, so, sagt Hildegard, schmückt die Liebe das göttliche Sein „sie, die die Zier Seiner Werke ist" (LDO VIII, 3). Sie ist der kostbarste Schmuck der herrlich schönen Werke Gottes (pulchra opera Dei). Im geschlossenen Ring der Schöpfung erscheint als schönster Edelstein die Liebe.

Literatur

Bächtold-Stäubli, Hans (Hrsg.): Handwörterbuch des deutschen Aberglaubens. Berlin, Leipzig 1929/1930, Bd. II, Sp. 552–557.

Bank, Hermann: Aus der Welt der Edelsteine. Innsbruck, Frankfurt 1981.

Bauer, Max: Edelsteinkunde. Leipzig 1909.

Baumer, Johann: Naturgeschichte aller Edelsteine. 1774.

Benesch, Friedrich: Apokalypse. Die Verwandlung der Erde. Eine okkulte Mineralogie. Stuttgart 1981.

Biedermann, Hans: Handlexikon der magischen Künste von der Spätantike bis zum 19. Jahrhundert. 3. Aufl. Graz 1986.

Biehn, Heinz: Juwelen und Preziosen. München 1965.

Brinkmann, Hennig: Mittelalterliche Hermeneutik. Darmstadt 1980, S. 93–101.

Brockes, Barthold Heinrich: Irdisches Vergnügen in Gott. 1748.

Brusius, Hedy: Die Magie der Edelsteine. Ihre kosmische Bedeutung, Wirk- und Strahlkraft. Genf 1975.

Closs, Walther: Kleine Edelsteinkunde im Hinblick auf die Geschichte der Erde. Stuttgart 1978.

Creutz, Rudolf: Hildegard von Bingen und Marbodus von Rennes über die Heilkraft der Edelsteine. In: Studien und Mitteilungen zur Geschichte des Benediktinerordens 49 (1931), S. 291–307.

Daems, Willem F.: Edelsteine in der Medizin. In: Die Drei 7/8 (1981), S. 504–518.

Damigeron: De lapidibus. 1. Teil. Hrsg. Eugenius Abel. Berlin 1881.

Dennerlein, Ingrid: Jugendstil-Schmuck. In: Die Waage 6 (1967), S. 123–128.

Dinzelbacher, Peter (Hrsg.): Sachwörterbuch der Mediävistik. Stuttgart 1992, S. 193.

Eckartshausen, Karl von: Aufschlüsse zur Magie. München 1788.
Engerlein, Ulrich: Die Edelsteine in der deutschen Dichtung des 12. und 13. Jahrhunderts. München 1978.
Evans, Joan: Magical Jewels of the Middle Ages and the Renaissance. Oxford 1922.
Ehrentraud, W.: Zu dem mittelalterlichen Gedichte „Vom himmlischen Jerusalem". Phil. Diss. Leipzig 1913.

Franz, Adolph: Die kirchlichen Benediktionen im Mittelalter. Freiburg 1909.
Frerich, Wendel W.: Precious stones as biblical symbols. Düsseldorf 1969.
Friese, Gerda: Edelsteine im Mittelalter. Hildesheim 1980.
Fritz, Johann Michael: Goldschmiedekunst der Gotik in Mitteleuropa. München 1982.
Führer, Hermann: Lithotherapie. Historische Studien über die medizinische Verwendung der Edelsteine. Berlin 1902.

Georgi, Klaus-Henning: Kreislauf der Gesteine. Reinbek 1972.
Gesner, Conrad: De rerum fossilium, lapidum et gemmarum. Zürich 1565.
Goltz, Dietlinde: Studien zur Geschichte der Mineralnamen. Sudhoffs Archiv, Beiheft 14. Wiesbaden 1972.
Gübelin, Eduard: Edelsteine. Bern o. J.
Guhr, Andreas und Nadler, Jörg: Mythos der Steine. 2. Aufl. Hamburg 1989.

Haage, Bernhard Dietrich: Wolframs ‚Parzival' als Gegenstand medizinhistorischer Forschung. Habil.-Schrift Würzburg 1990.
Harder, Hermann (Hrsg.): Lexikon für Mineralien- und Gesteinsfreunde. Frankfurt 1977.
Hertzka, Gottfried und Strehlow, Wighard: Die Edelsteinmedizin der heiligen Hildegard (1985). 4. Aufl. Freiburg 1988.
Holstein, O. und Koch, Walter: Die Seele der Edelsteine. Ästhetische und physiologische Edelsteinkunde auf astrologischer Grundlage. Leipzig 1934.
Horn, Effi: Echter Schmuck. Sein Wert und seine Schönheit. München 1969.
Hugo de Folieto: De bestiis et aliis rebus. In: Patrologia Latina, tom. 177, col. 115 D – 119 A.

Jefferies, David: Der aufrichtige Jubelirer oder vollkommene Anweisung aller Arten Edelgesteine, Diamanten und Perlen recht zu erkennen. Frankfurt 1772.

Joannys Ruysbrockii: In tabernaculum foederis commentaria. Köln 1552.

Johari, Harish: Die sanfte Kur der edlen Steine. Durbach 1987.

Kieckhefer, Richard: Magie im Mittelalter. München 1992.

Klotz, Christian: Über den Nutzen und Gebrauch der echten geschnittenen Steine und ihre Abdrücke. Altenburg 1768.

Konrad von Megenberg: Das Buch der Natur (1350). Hrsg. Fr. Pfeiffer. Stuttgart 1856.

Lambel, Hans: Das Steinbuch. Ein altdeutsches Gedicht von Volmar. Heilbronn 1877.

Lesser, Christian Friedrich: Lithotheologie, Das ist: Natürliche Historie und Geistliche Betrachtung derer Steine. Hamburg 1735.

Leskow, Nikolai: Gesammelte Werke. Hrsg. J. v. Guenther. München 1964, Bd. 2, S. 924f.

Lorenz, Marie: Die okkulte Bedeutung der Edelsteine. 3. Aufl. Leipzig 1922.

Lüschen, Hans: Die Namen der Steine. Das Mineralreich im Spiegel der Sprache. Thun, München 1968.

Marbodus von Rennes: Liber lapidum seu de gemmis. Hrsg. Johannes Beckmann. Göttingen 1799.

Marbod von Rennes (1035–1123): Da lapidibus. Ed. John M. Riddle. Wiesbaden 1977.

Martin, Elena: Im Stein ist Heil. In: Die Waage 6 (1967), S. 136–140.

Matuschek, Beate: Edelsteine im himmlischen Jerusalem. In: Magische Kräfte edler Steine. Köln 1990, S. 47–54.

Meier, Christel: Die Bedeutung der Farben im Werk Hildegards von Bingen. In: Frühmittelalterliche Studien IV. Hrsg. Karl Hauck. Münster 1972, S. 245–355.

Meier, Christel: Zur Quellenfrage des ‚Himmlischen Jerusalem'. Ein neuer Fund. In: Zeitschrift für Deutsches Altertum und Deutsche Literatur 104 (1975), S. 204–243.

Meier, Christel: Gemma spiritalis. Methode und Gebrauch der Edelsteinallegorese vom frühen Christentum bis ins 18. Jahrhundert. München 1977.

Müller, Irmgard: Magie als Theologie im Steinbuch Hildegards von Bingen (1098–1179) und ihre moderne Verwertung als Edelsteintherapie. In: Magische Kräfte edler Steine. Köln 1990, S. 33–46.

Niemeyer, Doris M.: Kritische Gedanken zur Lithotherapie aus medizinischer Sicht. In: Magische Kräfte edler Steine. Köln 1990, S. 18–26.

O'Donoghue, Michael: Enzyklopädie der Minerale und Edelsteine. Freiburg 1977.

Ohly, Friedrich: Probleme der mittelalterlichen Bedeutungsforschung und das Taubenbild des Hugo de Folieto. In: Frühmittelalterliche Studien. Hrsg. Karl Hauck. Berlin 1968, S. 162–201.

Ohly, Friedrich: Diamant und Bocksblut. Zur Traditions- und Wirkungsgeschichte eines Naturvorgangs von der Antike bis in die Moderne. In: Wolfram-Studien III. Hrsg. Werner Schröder (1972), S. 72–188.

Orphei Lithica. Rec. Eugenius Abel. Berlin 1881.

Pachinger, A. M.: Glaube und Aberglaube im Steinreich. München 1912.

Pansier, L.: Les lapidaires du moyen âge des XIIe, XIIIe et XIVe siècles. Paris 1822.

Peuckert, Will-Erich: Zauber der Steine. Leipzig 1936.

Der Physiologus. Hrsg. Otto Seel. 5. Aufl. Zürich, München 1987.

Rätsch, Christian und Andreas Guhr: Lexikon der Zaubersteine aus ethnologischer Sicht. Graz 1989.

Reske, Hans-Friedrich: Jerusalem caelestis. Bildformen und Gestaltungsmuster. Darbietungsformen eines christlichen Zentralgedankens in der deutschen geistlichen Dichtung des 11. und 12. Jahrhunderts. Göppingen 1973.

Rheinisches Museumsamt (Hrsg.): Magische Kräfte edler Steine. In: Schriften des Rheinischen Museumsamtes, Nr. 46. Köln 1990.

Richardson, Wally und Jenny: Die geistigen Heilkräfte der Edelsteine. Übermittelt durch Lenora Huett. 3. Aufl. Grafing 1991.

Riethe, Peter (Hrsg.): Hildegard von Bingen: Das Buch von den Steinen. Salzburg 1979.

Riethe, Peter: Die medizinische Lithologie der Hildegard von Bingen. In: Festschrift zum 800. Todestag der Heiligen. Hrsg. Anton Ph. Brück. Mainz 1979, S. 351–370.

Roth, F. W. E.: Heilkräftige Sympathiewirkungen der Edelsteine im 12. Jahrhundert. In: Archiv für Geschichte der Medizin 11 (1909), 315–317.

Rothe, Peter: Gesteine. Entstehung – Zerstörung – Umbildung. Darmstadt 1994.

Ruska, Julius: Der Diamant in der Medizin. Abhandlungen zur Geschichte der Medizin. Festschr. H. Baas. Hamburg 1908, S. 121–130.

Ruska, Julius: Das Steinbuch des Aristoteles. Heidelberg 1912.

Schipperges, Heinrich: Das Schöne in der Welt Hildegards von Bingen. Jahrbuch für Ästhetik 4 (1958/59), S. 83–139.

Schipperges, Heinrich: Vom Adel der Steine. Bad Mergentheim 1993.

Schmidt, Philipp: Edelsteine. Ihr Wesen und ihr Wert bei den Kulturvölkern. Bonn 1948.

Schopper, Jakobus: Biblisches Edelgesteinbüchlein. Nürnberg 1614.

Schröder, Johann: Hochkostbarer Arzeney-Schatz. Nürnberg 1685.

Schuler, J. E. (Hrsg.): 100 Kostbarkeiten. Stuttgart 1963.

Schupp, Kurt: Handbuch für Juweliere. Idar-Oberstein 1954.

Spengler, W. Eckhart: Der Steinglaube im Mittelalter. In: Magische Kräfte edler Steine. Köln 1990, S. 156–177.

Stotz, Jo: Kristalle, Edelsteine, Metalle. Aus der Wunderwelt des Mikrokosmos. Heilbronn 1951.

Strunz, Hugo: Die Mineralogie bei Albertus Magnus. Acta Albertina 20 (1951/52), S. 19–39.

Stuck, Raimund: Hildegardis De lapidibus. Kritische Edition. Med. Diss. Marburg 1985.

Thorndike, Lynn: De lapidibus. In: Ambix 8 (1960), S. 6–23.

Triller, Daniel Wilhelm: Dispensatorium pharmaceuticum universale. Frankfurt 1764.

Vielhauer, Philipp: Oikodome. Das Bild vom Bau in der christlichen Literatur vom Neuen Testament bis Clemens Alexandrinus. Karlsruhe 1940.

Wellmann, Max: Aristoteles Da lapidibus. Sitzungsberichte der Preußischen Akademie der Wissenschaften. Phil.-hist. Klasse. Berlin 1924, S. 79–82.

Wellmann, Max: Der Physiologus. Eine religionsgeschichtlich-naturwissenschaftliche Untersuchung. Leipzig 1930.

Wellmann, Max: Die Stein- und Gemmenbücher der Antike. In: Quellen und Studien zur Geschichte der Naturwissenschaft und Medizin 4 (1935), S. 86–149.

Wild, G. O.: Praktikum der Edelsteinkunde. Stuttgart 1936.

Wilhelm, Friedrich (Hrsg.): Denkmäler deutscher Prosa des 11. und 12. Jahrhunderts. München 1960.

Ziolkowski, Theodore: Der Karfunkelstein. In: Euphorion 55 (1961), S. 297–326.

Abkürzungs-Verzeichnis

PL S. Hildegardis Abbatissae Opera. Ed. J.-P. Migne. Patrologia Latina. Parisiis 1882.

P Analecta Sacra, tom. 8. Ed. J. B. Pitra. Monte Casinense 1882.

Sc Scivias. In: Patrologia Latina, tom. 197, col. 383–738.

LVM Liber Vitae Meritorum. In: Analecta Sacra, tom. 8, col. 739–1038.

LDO Liber Divinorum Operum. In: Patrologia Latina, tom. 197, col. 739–1038.

CC Causae et Curae. Ed. Paul Kaiser. Lipsiae 1903.

S Hildegard von Bingen: Symphonia. Gedichte und Gesänge. Hrsg. Walter Berschin und Heinrich Schipperges. Gerlingen 1995.